积水潭放射读片
——骨肿瘤之肩肘关节篇

主　编　程晓光　苏永彬
副主编　杨若培

中国协和医科大学出版社

图书在版编目（CIP）数据

积水潭放射读片——骨肿瘤之肩肘关节篇／程晓光，苏永彬编 . — 北京：中国协和医科大学出版社，2019.9

ISBN 978 – 7 – 5679 – 1247 – 2

Ⅰ . ①积… Ⅱ . ①程… ②苏… Ⅲ . ①骨肿瘤 – 影象诊断 ②上肢 – 骨肿瘤 – 影象诊断 Ⅳ . ①R738.1

中国版本图书馆 CIP 数据核字（2019）第 014629 号

积水潭放射读片——骨肿瘤之肩肘关节篇

主　　编：程晓光　苏永彬
责任编辑：雷　南

出版发行：中国协和医科大学出版社
　　　　　（北京东单三条九号　邮编 100730　电话 65260431）
网　　址：www. pumcp. com
经　　销：新华书店总店北京发行所
印　　刷：中煤（北京）印务有限公司

开　　本：889×1194　　1/16
印　　张：13.5
字　　数：180 千字
版　　次：2019 年 9 月第 1 版
印　　次：2019 年 9 月第 1 次印刷
定　　价：98.00 元

ISBN 978 – 7 – 5679 – 1247 – 2

编　者

北京积水潭医院放射科：

程晓光　顾　翔　张　晶　苏永彬　杨若培　刘艳东　程克斌　过　哲
王　晨　胥晓明　蒋　雯　钱占华　侯　雪　马毅民　冯强强　陈祥述
李　凯　王　玲　蔡　韦　娄路馨　李新民　徐　黎　李　娜　詹惠荔
李新彤　闫　东

北京积水潭医院骨肿瘤科：

刘巍峰　王　涛　徐海荣

北京积水潭医院病理科：

丁　宜　宫丽华　刘宝岳　孟淑琴

其他单位：

王崧铭　北京市和平里医院
马　宁　北京市和平里医院
宗子焜　北京市通州区中西医结合医院
张红红　北京市房山区第一医院
陈　玲　山西省长治医学院附属和平医院磁共振室
李东明　四川省骨科医院放射科
王　军　安徽省太和县医院放射科
殷洪志　河北省故城县医院放射科
蒲成铭　重庆市云阳县中医院放射科
张小羽　宁夏医科大学总医院心脑血管医院放射科
秦　涛　秦皇岛市工人医院放射科
叶德漱　福建省泉州市第一医院放射科
牛朋影　宁夏回族自治区人民医院

序

  北京积水潭医院对于各类骨科疾病的诊断与治疗有着非常悠久的历史和传承，其中骨肿瘤因为发病率低，对其进行诊断是比较困难的事。20 世纪 70 年代，我国骨肿瘤之父宋献文教授在回忆我国骨肿瘤专业组成立的经过时曾经指出"经过多年的临床工作，治疗数百例骨科病人，发现骨肿瘤的复杂性……，诊断方面需临床，放射线等检查，结合病理以三结合方式进行分析……"。骨肿瘤与其他先天性畸形、退行性骨病等都属于骨科类疾病，在影像诊断中有很多共同点；骨肿瘤与代谢性骨病之间，及不同骨肿瘤亚型之间，都有很多相似性，因此骨肿瘤的诊断难度很大，另外，WHO 对于骨肿瘤的分类的方法，从组织来源学向组织生成学的转变，以及骨肿瘤影像组学的出现，也都体现了骨肿瘤诊断的复杂性。骨肿瘤诊断本身的复杂和疑难特点是其诊断强调临床、影像和病理三结合的重要原因。

  需要特别强调的是，对于三结合诊断，尽管有人认为病理诊断是"金标准"，但对于某些骨肿瘤，影像学诊断往往更可靠，因此我们一般认为：影像学诊断是骨肿瘤最终诊断的基础。

  骨肿瘤是一门理论与实践高度结合的学科，只有不断的实践，理论知识才能真正融汇贯通。北京积水潭医院的很多著名专家都是非常重视实践的，例如宋献文教授和放射科王云钊教授在上世纪 80 年代就对组织构成和影像学特点的对应关系做了很多很细致的研究。

  另外，回忆王云钊教授在给医生读片讲课时，面对只有 6 平方米的小办公室，大部分医生只能在办公室外"听课"，但读片的传统和对实践知识的渴求一直感动并激励着我们每一个人。可喜的是，北京积水潭医院放射科传承了读片的方法，几十年如一日保持晨读的习惯，不断实践，这才有了这本书。

  这本书采用优质清晰的影像学图片为载体，甚至包括一些视频，传递骨肿瘤诊断的思路。我相信，这本书对于读者至少有两个重要参考价值，其一，如同字典一般，展现某一种骨肿瘤的典型影像学表现，可供需要时随时翻阅；其二，提供给读者骨肿瘤影像诊断的分析过程，这种实战，可以不停的训练自己、验证自己、提高自己，最终帮助读者成为"骨肿瘤影像诊断大师"。

  总之，这本书是集体智慧的结晶，内容丰富，资料详实，科学实用，可作为一本很有价值的参考书，提供给骨肿瘤诊治相关医生及学生，对于提高我国医师的骨肿瘤放射读片水平起到很大的促进重要。

  我很愿意为此书作序，希望该书的出版能为我国骨肿瘤放射科学的发展起到推动作用。

中国抗癌协会（CACA）肉瘤专业委员会 主任委员
中国临床肿瘤学会（CSCO）肉瘤专家委员会 主任委员
北京积水潭医院骨肿瘤科 主任

牛晓辉

2018 年 6 月 20 日

前　言

骨肿瘤与肿瘤样病变种类繁杂，但是发生率很低、特征较少，因此诊断困难，常常需要临床、影像与病理三结合分析才能得到正确的诊断与治疗。

北京积水潭医院是全国首家成立骨肿瘤科的医院，在全国享有盛誉。我院放射科由国内著名肌骨影像专家王云钊教授建立，经几代人共同努力，在骨肿瘤临床、病理合作中，通过大量病例分析，积累了丰富的诊断经验。我科常年接收各医院的进修医师参观学习，通过交流，发现虽然国内外关于骨肿瘤诊断的著作已然不少，但仍然需要一套以病例分析为主的书籍，通过实战导之以正确的思路。

基于此，笔者数年前即开始筹划这方面工作，分部位选取病例，将 X 线、CT、MRI 等多种影像技术相结合，在病例分析中展示北京积水潭医院放射科的诊断思路、指出重要征象的价值，例如在骨巨细胞瘤诊断中，我们强调测量病变的增强后 CT 值。在轻盈医学、中国协和出版社各位老师帮助下，经数届研究生、进修医师的参与整理，此套书方能面世。

本书最大特色是尽量保留了病例分析的实战特点。参与读片者包括初中级医师及高年资主任医师，在均不知病理结果的情况下进行影像分析、做出诊断。本科室住院医师、主治医师与进修医师的影像分析构成了本书中的"初级分析"，由笔者、顾翔主任医师等进行了"专家点评"，均为真实记录的总结。记录中保留了初级医师发生的思路错误，这些错误具有一定共性，在点评中，专家均予以了纠正，供各位读者"有则改之、无则加勉"；同时记录中也保留了专家发生的分析错误，意在体现骨肿瘤与肿瘤样病变影像诊断的困难性，也表明在诊断中"弟子不必不如师"，鼓励各位在今后踊跃发言、各抒己见。

现在是新媒体时代，本书尝试每个病例后均附有二维码，链接着相应病例分析的实况录像，使读者能切实体会读片的体验，能够直接看到图像和老师的讲解。因为书籍篇幅受限，所以只能选取印刷病例的部分典型图像，而视频内录有病例的容积数据。同时在病例分析时，阅片者所提及的征象均在录像中以鼠标指示，特别便于初学者学习、掌握。

此系列书，历经数年，方开始陆续出版，参与者众多，作者部分仅列出了本书的主要参与者，其余未能一一列出，在此表示歉意与感谢。特别感谢苏永彬、杨若培、刘艳东大夫付出的努力。感谢骨肿瘤科牛晓辉主任、病理科丁宜主任的大力支持，感谢轻盈医学的刘青、刘敏等老师的工作，感谢中国协和医科大学出版社雷编辑的付出。

本书是积水潭医院放射科全体同仁的多年临床经验的结晶，希望对读者有所裨益。

程晓光

2018 年 1 月 26 日

目　录

Ⅰ　肩　关　节　病　例

Ⅱ　肘　关　节　病　例

肩关节病例

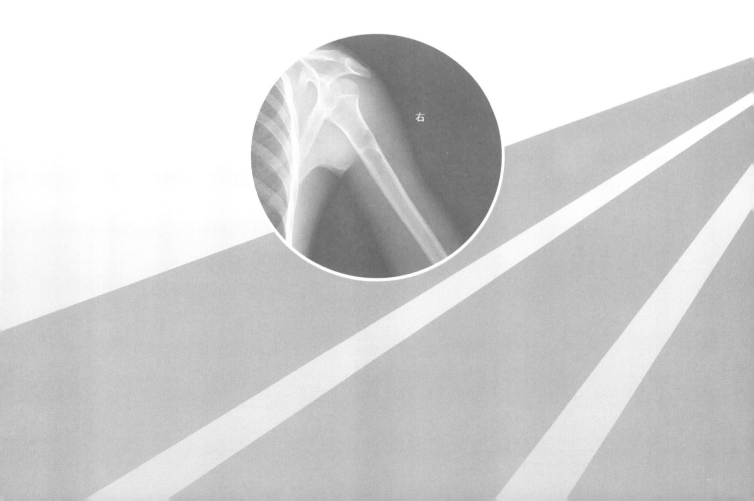

病例 1

1 › 病　史

患者男性，26 岁。6 个月前骑车振动后感左肱骨近端疼痛，外院 X 线片显示病理性骨折，行穿刺术后。自诉 7 年前因右肱骨近端骨巨细胞瘤于外院行右肩人工关节置换术。

2 › 体格检查

左肩部肿胀，无压痛，右肩术后瘢痕。

3 › 影像检查

1）X 线影像表现：

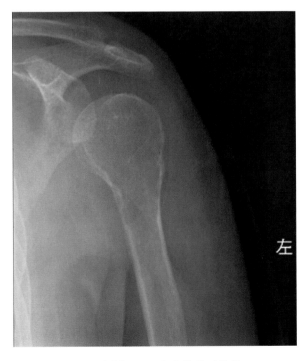

图 I-1-1　左肩关节正位片

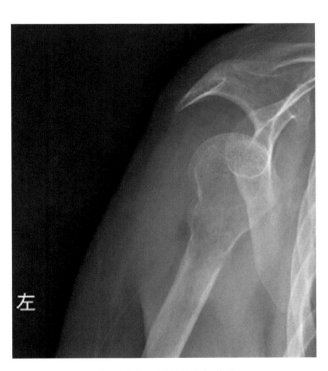

图 I-1-2　左肩关节侧位片

征象描述：左肱骨近端溶骨性骨质破坏，骨皮质欠连续，无明显硬化边或骨膜反应。

2）CT影像表现：

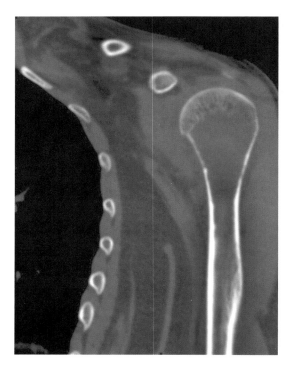

图 I-1-3　左肩关节 CT 平扫冠状面骨窗

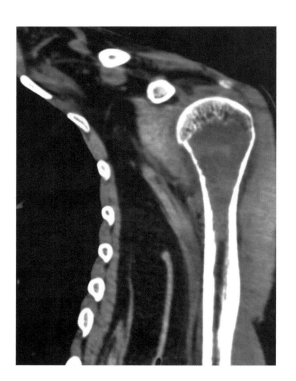

图 I-1-4　左肩关节 CT 平扫冠状面软组织窗

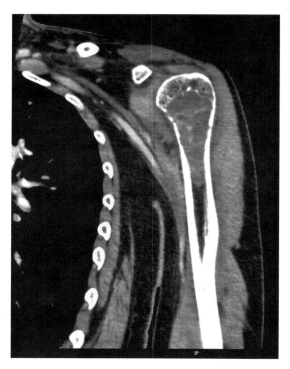

图 I-1-5　左肩关节 CT 增强后冠状面软组织窗

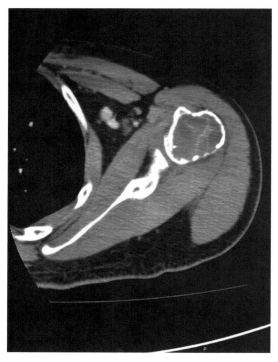

图 I-1-6　左肩关节 CT 增强后横断面软组织窗

征象描述：左肱骨近端溶骨性骨质破坏，轻度膨胀，呈纵向生长，骨皮质局部不完整，病灶内存在分隔，增强扫描呈分隔状强化。

3）MRI 影像表现：

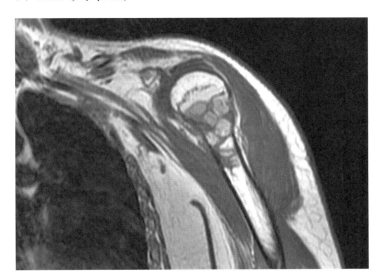

图 I-1-7　左肩关节 MRI 冠状面 T_1WI

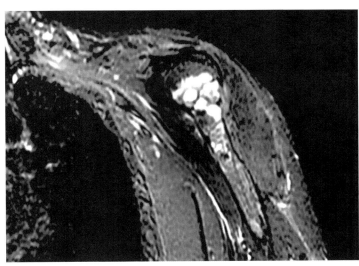

图 I-1-8　左肩关节 MRI 冠状面
　　　　　脂肪抑制 T_2WI

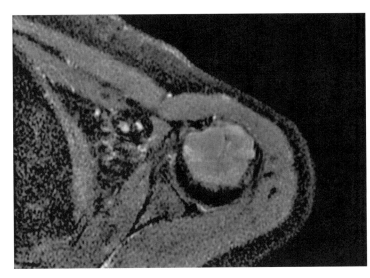

图 I-1-9　左肩关节 MRI 增强后横断面
　　　　　脂肪抑制 T_1WI

征象描述：病灶内呈囊实性，信号混杂，存在分隔、出血及多发液－液平面，实性部分存在强化。

4 › 初级分析

患者为青年男性，既往有右肱骨骨巨细胞瘤病史，外院提示病理性骨折。我院 X 线片示左肱骨近端溶骨性骨质破坏，边界尚清，膨胀不明显，侧后方皮质欠连续，病灶内存在骨嵴，无明显硬化边或骨膜反应，平片难以明确有无骨折。CT 片示左肱骨干骺端病变，呈纵向生长，轻度膨胀，骨皮质局部不完整，病灶内存在分隔，无明显钙化，可见液 - 液平面，增强扫描示分隔强化。MR 片示病灶内存在分隔、出血及多发液 - 液平面，增强后，显示为囊实性病灶，实性部分有强化，结合病史、年龄，考虑：A. 骨巨细胞瘤合并动脉瘤样骨囊肿（aneurysmal bone cyst，ABC）可能性大。但存在以下与骨巨细胞瘤不相符点①病灶未发生在骨端，无明显偏心性膨胀；②实性成分强化程度稍低；③病变沿纵轴生长。B. 纤维类病变合并 ABC。

5 › 程晓光教授点评

青年男性，既往右侧肱骨骨巨细胞瘤病史，现有外伤病史，X 线正位片示左肱骨近端骨质破坏，骨端结构尚正常，侧位片可见病理性骨折。CT 片示病灶主要发生于干骺端，密度不均匀，呈多囊状改变，有液 - 液平面，增强扫描可见间隔及实性部分强化，肩关节周围骨质结构无异常，结合既往病史，首先需进一步实验室检查（查血磷、血钙、甲状旁腺激素水平）以除外甲状旁腺机能亢进引起的棕色瘤。多中心骨巨细胞瘤是罕见疾病，所以凡是考虑到多中心骨巨细胞瘤可能的，原则上均需先除外甲状旁腺机能亢进。MRI 提示病灶内含有出血信号，增强后为不均匀强化。综合考虑为：①需优先除外甲旁亢所致棕色瘤，② ABC。

最终诊断

骨巨细胞瘤合并动脉瘤样骨囊肿。

病例 2

1 › 病　史

患者男性，17 岁。3 年前摔倒后就诊于当地医院，发现右肱骨骨破坏伴病理性骨折，随诊中发现病变逐渐增大。

2 › 体格检查

右肱骨近端压痛。

3 › 影像检查

1）X 线影像表现：

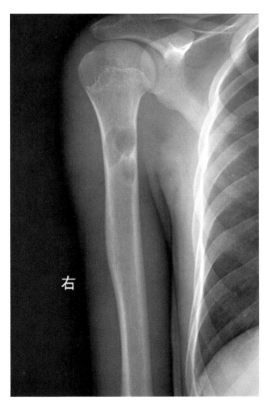

图 I-2-1　右肩关节正位片

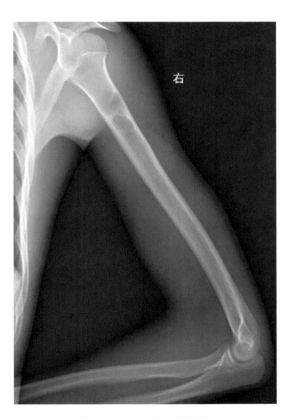

图 I-2-2　右肩关节侧位片

征象描述： 右肱骨近端溶骨性骨质破坏，边界清，有分隔，无骨膜反应，伴有病理性骨折。

2）CT 影像表现：

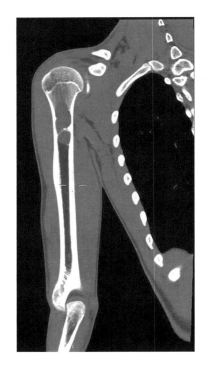
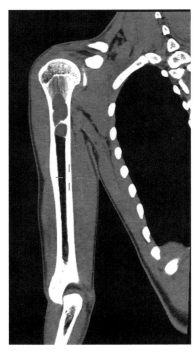
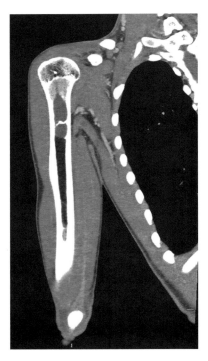

图 I-2-3　右肩关节 CT 平扫　　　　图 I-2-4　右肩关节 CT 平扫　　　　图 I-2-5　右肩关节 CT 增强后
　　　　　冠状面骨窗　　　　　　　　　　　冠状面软组织窗　　　　　　　　　冠状面软组织窗

征象描述：病变位于肱骨干上段，纵向生长，边界清，内密度均匀，有分隔。造影剂增强后，强化不明显。

④ > **初级分析**

患者为青少年男性，2013 年 X 线片示右肱骨干骺端轻度膨胀性骨质破坏，内见分隔，伴病理性骨折，2018 年复查片示病变向骨干移行，分隔增多，考虑为良性纤维类病变，以非骨化性纤维瘤可能性大。CT 片示髓腔内存在少量斑片状磨玻璃样高密度影，考虑为纤维类病变。病灶随生长发育由干骺端向骨干移行的特点与骨囊肿相符，需与之鉴别，但骨囊肿内多无分隔。

⑤ > **程晓光教授点评**

青少年男性，X 线片示干骺端病变，边界清，考虑为良性病变，伴病理骨折，侧位片示病灶内线样高密度影，疑似骨片陷落征。5 年随访期间，可见病灶由干骺端向骨干移行，符合骨囊肿生长特点。CT 片示病灶位于髓腔内，轻度膨胀，边界清，密度均匀，内有分隔，增强扫描未见强化，优先考虑为骨囊肿。非骨化性纤维瘤起源于骨皮质内膜周围，多为偏心性改变，继而侵犯髓腔，有延迟强化表现，与本例不符之处较多，暂不考虑。

最终诊断

骨囊肿。

病例 3

1 › 病 史

患儿男性，5 岁。左肩部肿物，无疼痛、无发热。

2 › 体格检查

左肱骨近端前内侧可触及约 2.5cm×3cm 带蒂肿物，质硬，无压痛，无活动，边界清。

3 › 影像检查

1）X 线影像表现：

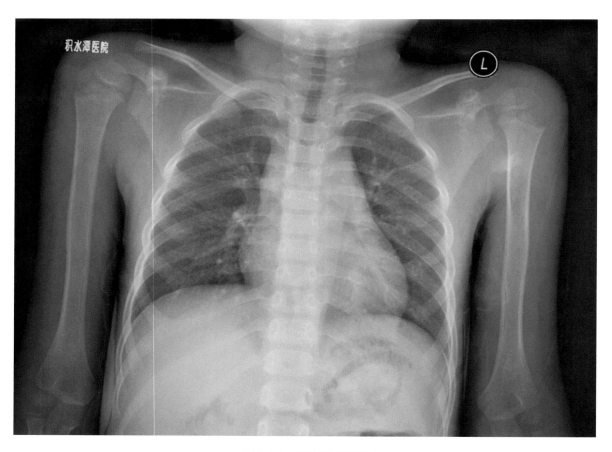

图 I-3-1　双肩关节正位片

征象描述：左肱骨近端内侧骨性突起。

2）CT 影像表现：

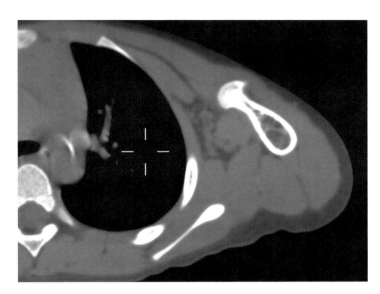

图 I-3-2　左肩关节 CT 平扫横断面骨窗

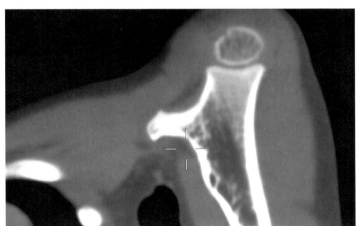

图 I-3-3　左肩关节 CT 平扫冠状面骨窗

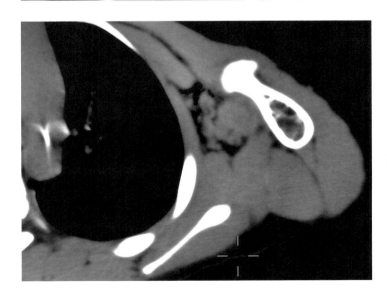

图 I-3-4　左肩关节 CT 平扫横断面软组织窗

征象描述： 左肱骨干骺端骨性突起，基底与肱骨髓腔相通，皮质相连。

4 > 初级分析

男性，儿童。X 线片示左肱骨近端内侧骨性突起。CT 片示左肱骨干骺端骨性突起，带蒂，与肱骨髓腔相通，皮质连续，符合典型骨软骨瘤表现。骨软骨瘤患者多无症状，其病灶多为偶然发现，可不进行临床处理。若患者年龄较大、且病灶区域出现症状时，需警惕恶变可能，建议 MRI 检查以明确软骨帽厚度，软骨帽厚度大于 2cm 恶变概率较大，有助于判断病灶是否发生恶变。

5 > 程晓光教授点评

X 线片显示病灶欠佳，表现为左肱骨近端内侧骨性密度影，与肱骨关系不明确。CT 片显示左肱骨干骺端内侧骨性突起，病灶与肱骨皮质相连，髓腔相通，有软骨帽，为典型的骨软骨瘤影像表现，无需与其他疾病进行鉴别。对于骨软骨瘤，一定要观察到皮质相连，髓腔相通才可做出诊断。MRI 有助于发现其内脂肪组织，更能帮助诊断。

最终诊断

骨软骨瘤。

病例 4

1 › **病　史**

患儿男性，3 岁，右肩部多发肿物。

2 › **体格检查**

肩部肿物质硬、界清，无压痛，活动度差。

3 › **影像检查**

1）X 线影像表现：

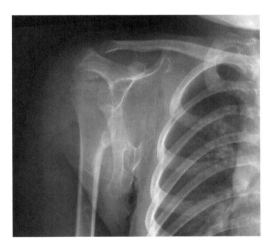

图 I-4-1　右肩胛骨正位片

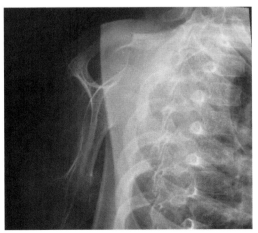

图 I-4-2　右肩胛骨侧位片

征象描述：右侧肩胛骨体部、肩胛冈多发骨性突起。

2）CT 影像表现：

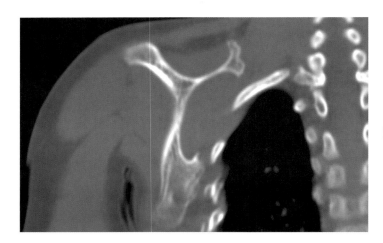

图 I-4-3　右肩胛骨 CT 平扫冠状位骨窗

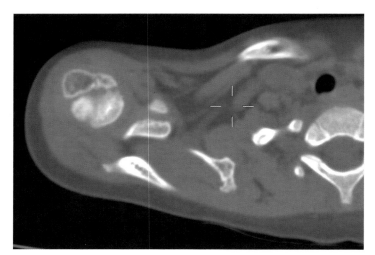

图 I-4-4　右肩胛骨 CT 平扫横断面骨窗

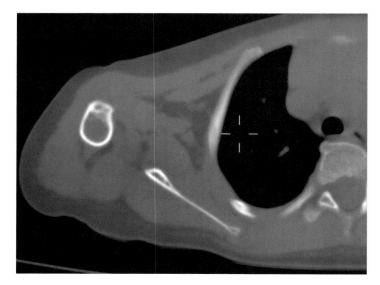

图 I-4-5　右肩胛骨 CT 平扫横断面骨窗

　　征象描述：右侧肩胛骨体部、肩胛冈及肱骨近端多发骨性突起，以宽基底与皮质相连、髓腔相通，病灶形态不规则，但边界清晰。

4 > **初级分析**

　　幼年男性。X 线片示右侧肩胛骨体部、肩胛冈多发骨性突起，与肩胛骨皮质相连、髓腔相通，边界清晰，无骨膜反应；右肱骨近侧干骺端局部形态欠规则。CT 片所示与 X 线片基本相同。结合患者年龄、部位及典型表现，综合考虑为多发性骨软骨瘤。

5 > **程晓光教授点评**

　　幼年男性，无明显临床症状。X 线片示右侧肩胛骨体部、肩胛冈多发骨性突起，病灶与皮质相连、髓腔相通；并于右侧肱骨近端侧位片可见向后的骨性突起。于 CT 片可见骨性突起末端的软骨帽；右侧肱骨近端为宽基底骨性突起，容易被遗漏。结合年龄、病史与典型的影像表现，考虑为多发性骨软骨瘤。

最终诊断

　　多发性骨软骨瘤（骨软骨瘤病）。

病例 5

1 › 病 史

女，42 岁，左肩部不适 10 年，加重伴向左上肢放射半年余。

2 › 体格检查

左肩部后内侧触及一深在包块。

3 › 影像检查

1）X 线影像表现：

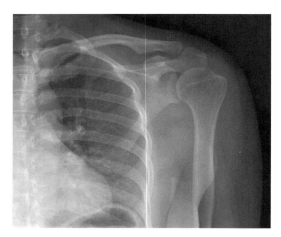

图 I-5-1　左肩关节正位片

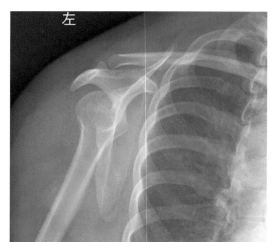

图 I-5-2　左肩胛骨侧位

征象描述： 左肩骨质无明确异常，周围软组织无明显异常。

2）MRI 影像表现：

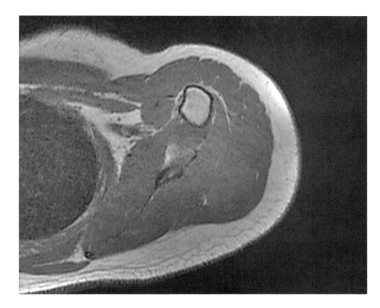

图 I-5-3　左肩关节 MRI 横断面 T_1WI

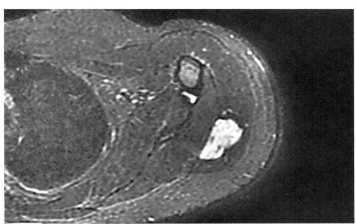

图 I-5-4　左肩关节 MRI 横断面脂肪抑制 T_2WI

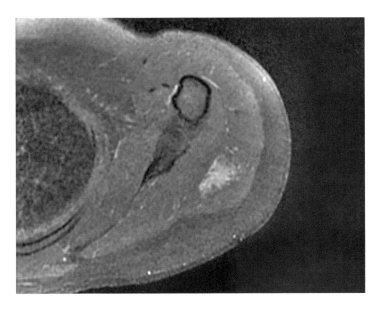

图 I-5-5　左肩关节 MRI 增强后横断面
　　　　　脂肪抑制 T_1WI

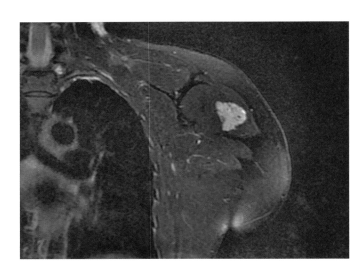

图 I-5-6　左肩关节 MRI 冠状面脂肪抑制 T_2WI

征象描述： 左肩三角肌后束软组织团块影，内部信号不均，主体为等 T_1 信号、高 T_2 信号，内有斑点状低信号影。增强扫描后，肿块主体强化。

4 ▸ 初级分析

患者为中年女性。X 线片示骨质及软组织无明显异常。MRI 示左肩三角肌内 T_1 等信号，T_2 及压脂高信号的占位病灶，形态不规则，其内存在斑点状低 T_2 压脂信号，为血管流空影，增强扫描后，病灶明显强化，考虑为血管瘤。

5 ▸ 程晓光教授点评

中年女性患者，慢性病程。X 线片无明显异常。MRI 示左肩三角肌后束内病灶，呈等 T_1 信号、高 T_2 信号，边界不清，无包膜。病灶内存在 T_1WI 高信号，可通过压脂序列图像鉴别是脂肪成分还是出血；其内的斑点状低信号，可考虑为血管流空影，但需行 CT 检查除外细微钙化。增强扫描后，病灶明显强化。符合血管瘤的诊断。软组织肿瘤长在肌肉内的多为恶性病变，除了血管瘤。血管瘤特点：①成分混杂，有脂肪成分在内；②没有包膜。

最终诊断

血管瘤。

病例 6

1 ﹥ **病　史**

患者男性，25 岁。右肩部软组织肿物切除术后 4 年，疼痛伴肿物再次出现 1 个月。

2 ﹥ **体格检查**

右肩三角肌区前部隆起，可触及 18cm×6cm 大小肿物，压痛、质硬。

3 ﹥ **影像检查**

MRI 影像表现：

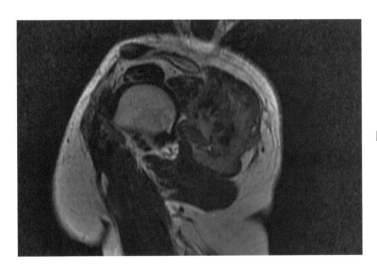

图 I-6-1　右肩关节 MRI 矢状面 T_1WI

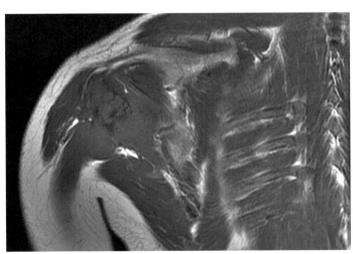

图 I-6-2　右肩关节 MRI 冠状面 T_1WI

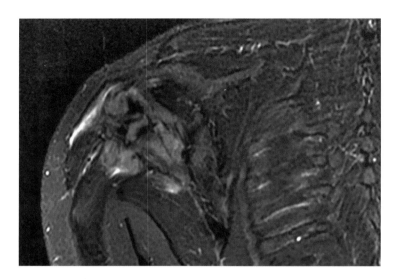

图 I-6-3 右肩关节 MRI 冠状面脂肪抑制 T$_2$WI

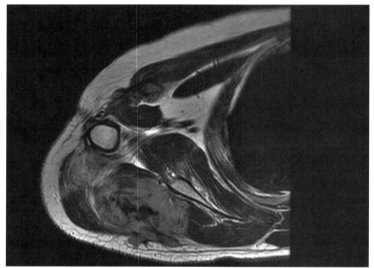

图 I-6-4 右肩关节 MRI 横断面 T$_2$WI

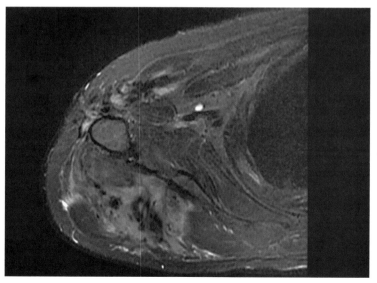

图 I-6-5 右肩关节 MRI 横断面脂肪抑制 T$_2$WI

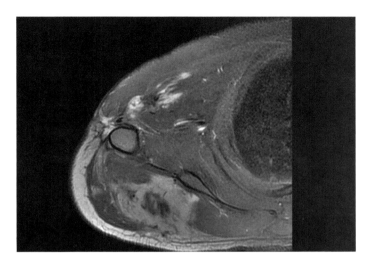

图 I-6-6　右肩关节 MRI 增强后横断面
脂肪抑制 T_1WI

征象描述： 右肩冈上肌软组织肿块，内部信号混杂，存在团块状 T_2WI 低信号，边界不清晰，增强扫描后，肿块不均匀强化。

4 ▶ 初级分析

患者为青年男性。MRI 示右肩冈上肌内呈 T_1 混杂信号、T_2 混杂信号、压脂高信号的占位病灶。病灶内的团块状低信号影倾向考虑为纤维成分，但需通过 X 线或 CT 检查以除外钙化的可能。病灶边界不清。增强扫描后，病灶周围强化，内部的低信号区不强化。除后方软组织占位外，前侧亦存在病变。结合病史，首先考虑为硬纤维瘤复发。

5 ▶ 程晓光教授点评

患者为青年男性。4 年前有软组织肿块切除病史。MRI 示右肩冈上肌内呈混杂信号的实性肿块，边界不清。病灶内的低信号影，考虑为纤维成分。病变主体位于后方，前侧的病变可能与术后改变有关。结合患者病史与硬纤维瘤容易复合的临床特点，考虑为硬纤维瘤复发。硬纤维瘤特点：①无边界，组织学表现良性但难以切除完全；②纤维成分为主，其内有纤维瘢痕，于 T_2WI 图像表现为多发条带样低信号。

最终诊断

硬纤维瘤（复发）。

病例 7

1 › **病 史**

患者男性，15 岁。右腋窝肿物 1 年。

2 › **体格检查**

可触及右腋窝一深在包块，约 4cm×3cm，界清、光滑、质韧，活动度差，无压痛。

3 › **影像检查**

MRI 影像表现：

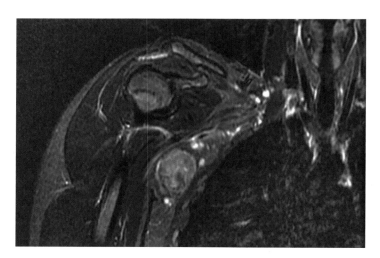

图 I-7-1　右肩关节 MRI 冠状面脂肪抑制 T_2WI

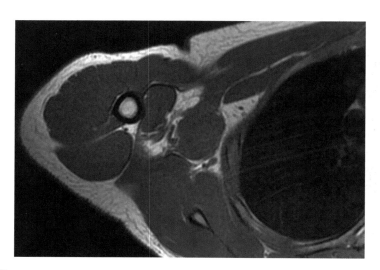

图 I-7-2　右肩关节 MRI 横断面 T_1WI

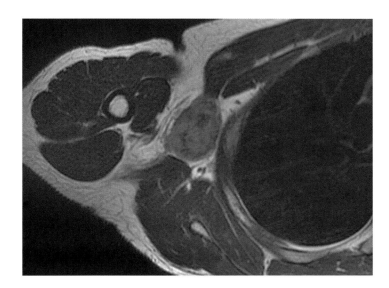

图 I-7-3　右肩关节 MRI 横断面 T_2WI

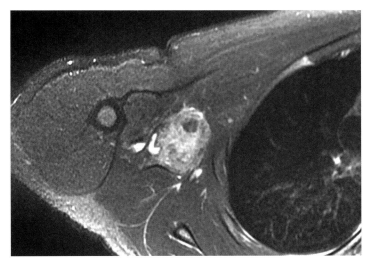

图 I-7-4　右肩关节 MRI 横断面脂肪抑制 T_2WI

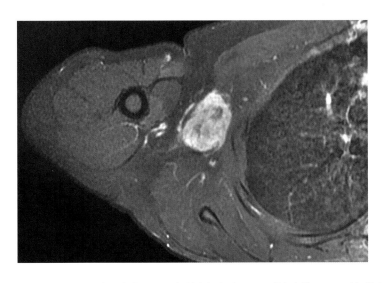

图 I-7-5　右肩关节 MRI 增强后横断面
　　　　　脂肪抑制 T_1WI

征象描述： 右侧腋窝肌间占位性病变，呈类圆形 T_1WI 等信号、T_2WI 混杂信号。增强后，病灶强化。

4 > **初级分析**

　　患者为少年男性。MRI 示右侧腋窝肌间占位性病变，主体位于胸壁，呈 T_1WI 等信号、T_2WI 高信号，在 T_2WI 序列图内存在点片状、条索状低信号。病灶边缘清晰，无明显分叶征象。增强扫描图示病变强化，但其内的点状、条索状低信号未强化。结合发病部位，考虑为硬纤维瘤。硬纤维瘤的累及部位有时比影像表现对诊断更重要，例如伴有 T_2WI 低信号的肿块发生于前胸壁、侧胸壁、肩胛骨周围或臀肌区域的，为硬纤维瘤的可能性最大。硬纤维瘤的影像变化比较多样，比如周边形成毛刺样改变，中心或周边多样 T_2WI 低信号等。鉴别诊断可为神经源性肿瘤，神经源性肿瘤的低信号多位于病灶中央。

5 > **程晓光教授点评**

　　患者为青少年男性。此为右侧腋窝病变，需先考虑病灶来源于腋窝淋巴结、臂丛神经等结构的可能。经多组 MRI 序列图像观察，病灶位于右胸壁，边缘清晰，且有脂肪包绕，首先考虑为恶性度不高的肿瘤性病变。T_2WI 图示病灶内存在低信号，但 T_1WI 图像的相应位置无该低信号，可排除钙化的可能；病灶于 T_2 压脂图像为稍高信号，可除外内部为黏液样成分的可能。增强扫描图像示病灶较均匀强化。结合病变位置、影像特点，可除外淋巴结病变或神经来源肿瘤，考虑为硬纤维瘤。软组织肿瘤生长部位比较重要，是生长于血管神经束走行区还是生长于肌肉内会给诊断提供帮助。

最终诊断

　　硬纤维瘤。

病例 8

1 › **病 史**

患者女性，21 岁。左肩疼痛 6 个月。6 天前摔倒后疼痛加重伴活动受限。

2 › **体格检查**

左肩关节局部肿胀，明显压痛，活动受限。

3 › **影像检查**

1）X 线影像表现：

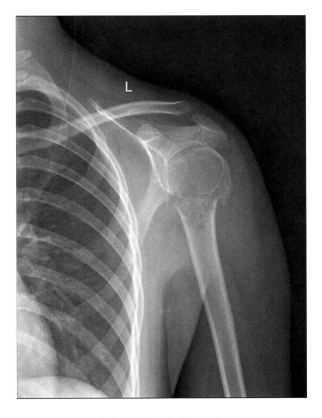

图 I-8-1　左肩关节正位片

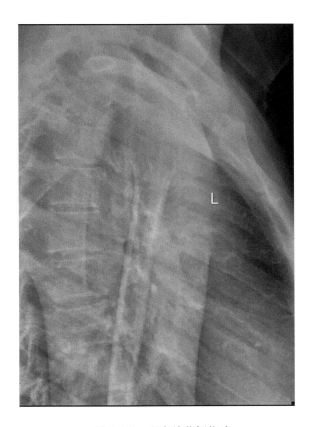

图 I-8-2　左肩关节侧位片

征象描述：左侧肱骨近端溶骨性骨质破坏，骨皮质变薄，伴病理性骨折。

2）CT 影像表现：

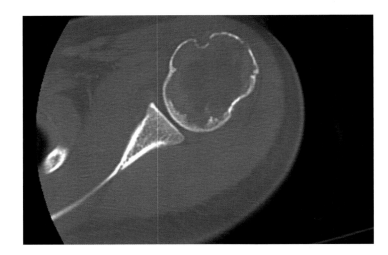

图 I-8-3　左肩关节 CT 平扫横断面骨窗

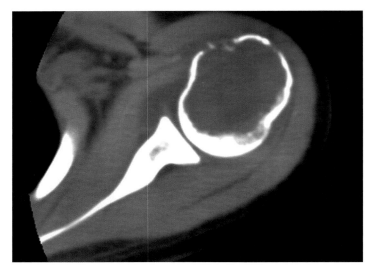

图 I-8-4　左肩关节 CT 平扫横断面软组织窗

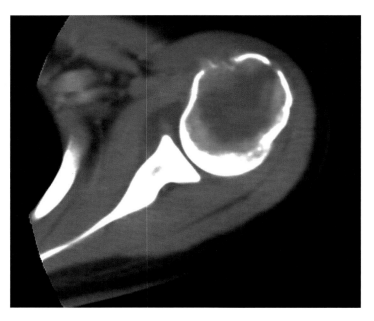

图 I-8-5　左肩关节 CT 增强扫描横断面软组织窗

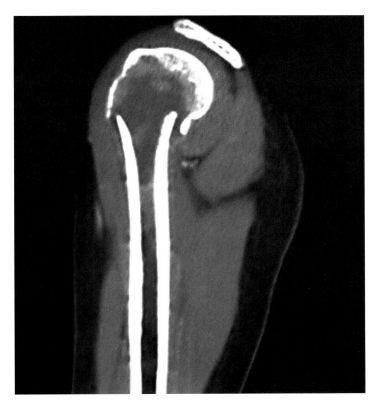

图 I-8-6　左肩关节 CT 增强扫描矢状面
　　　　软组织窗

征象描述： 左侧肱骨近端膨胀性骨质破坏，伴病理性骨折，增强后，实性部分明显强化，周围软组织肿胀。

4 〉 初级分析

患者为青年女性。X 线片示左侧肱骨近端溶骨性骨质破坏，骨皮质变薄，伴病理性骨折，因平片重叠较多，边缘情况不易评价，结合发病部位、年龄，首先考虑为骨巨细胞瘤，病理骨折会对诊断有巨大干扰。CT 片示左侧肱骨头膨胀性骨质破坏，增强后，病灶实性部分明显强化，考虑为骨巨细胞瘤。除了肱骨头关节面下区，肱骨大、小结节也是骺部区域，因此肱骨近端的骨巨细胞瘤除可累及肱骨头关节面下区，亦可似此病例累及大结节区域，而肱骨头关节面下区受侵蚀较少。另，现今较多专家认为骨巨细胞瘤起源于闭合的骺线偏干骺端区域，所以可表现出累及部位偏骨干方向。这一点在肱骨近端病灶体现较明显。该病需与软骨母细胞瘤相鉴别，本例合并有病理骨折，所以出现了周围软组织肿胀、关节腔积液，但关节的滑膜无明显增厚，没有类似软骨母的炎性反应，且病变内无明确钙化，均不支持软骨母细胞瘤的诊断。此外，软骨母细胞瘤好发于肱骨头骺端，与该病发病部位不符，故可排除。另外，良性纤维组织细胞瘤在影像表现上与骨巨细胞瘤相近，但其发病率太低，亦不予以考虑。对于年龄较大的患者，需要考虑转移。不考虑年龄情况下，也需除外甲旁亢棕色瘤，甲旁亢常累及偏骨干区域。

5 〉 程晓光教授点评

X 线片示病变伴有病理骨折，病变边缘模糊。CT 平扫软组织窗显示病灶密度不均匀，但其内无钙化，关节腔内积液；增强扫描图像示病变不均匀强化，局部明显强化，符合骨巨细胞的强化特点。结合本病生长部位、CT 强化特点可除外软骨母细胞瘤。甲状旁腺机能亢进所致棕色瘤多伴有骨质疏松背景，与该病例不符，亦可以排除。

最终诊断

骨巨细胞伴病理性骨折。

病例 9

1 › **病 史**

患者男性，83 岁。45 天前摔倒后出现右上臂疼痛，肿胀，畸形伴活动受限。

2 › **体格检查**

右肱骨畸形，压痛，触及质硬肿物，活动度差。

3 › **影像检查**

1）X 线影像表现：

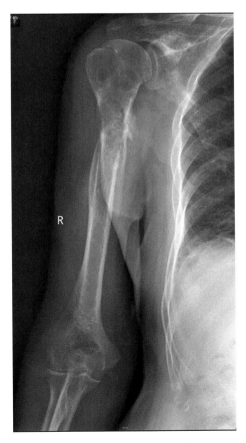 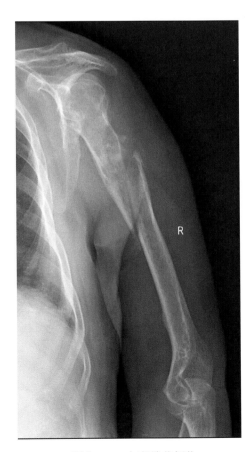

图 I-9-1　右肩关节正位　　　　　　图 I-9-2　右肩关节侧位

征象描述：右肱骨中上段骨质破坏伴病理性骨折，皮质毛糙，内部密度不均。

2）CT 影像表现：

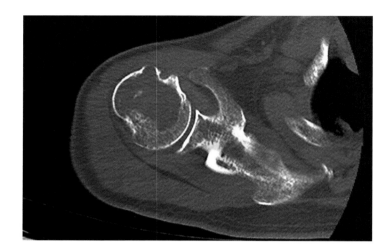

图 I-9-3　右肩关节 CT 平扫横断面骨窗

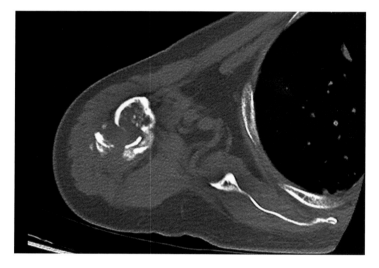

图 I-9-4　右肩关节 CT 平扫横断面骨窗

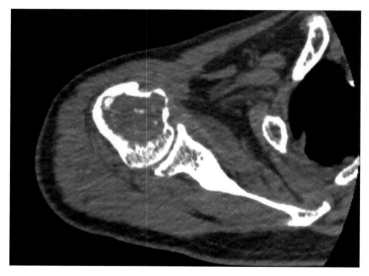

图 I-9-5　右肩关节 CT 平扫横断面软组织窗

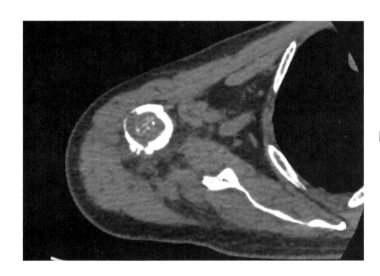

图 I-9-6　右肩关节 CT 平扫横断面软组织窗

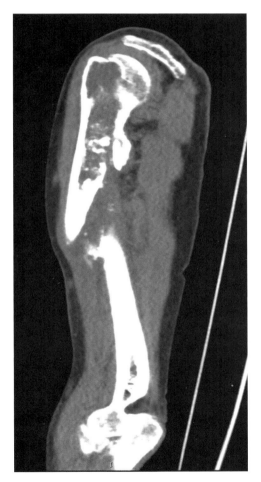

图 I-9-7　右肩关节 CT 平扫
　　　　　矢状面软组织窗

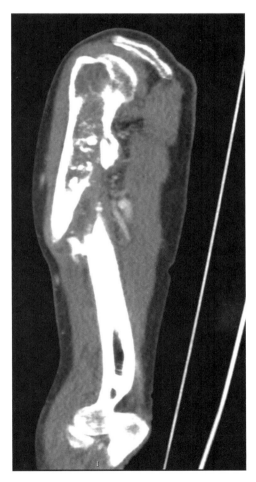

图 I-9-8　右肩关节 CT 增强扫描
　　　　　矢状面软组织窗

征象描述：右肱骨中上段骨质破坏伴病理性骨折，内有多发点状钙化，骨皮质受侵。

3）MRI 影像表现：

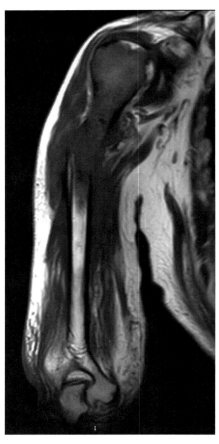

图 I-9-9　右肩关节 MRI 冠状面 T$_1$WI

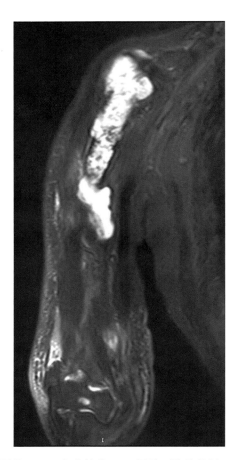

图 I-9-10　右肩关节 MRI 冠状面脂肪抑制 T$_2$WI

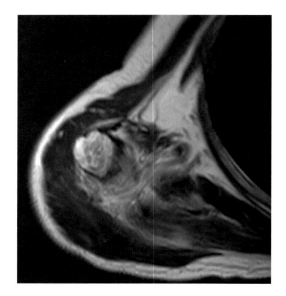

图 I-9-11　右肩关节 MRI 横断面 T$_2$WI

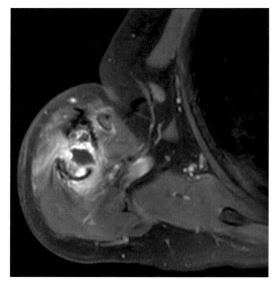

图 I-9-12　右肩关节 MRI 增强后横断面脂肪抑制 T$_1$WI

征象描述：病灶呈 T$_2$WI 不均匀高信号；增强扫描图像显示为不均匀强化，边缘存在结节状强化。

4 › 初级分析

患者为老年男性。X线片示右肱骨中上段骨质破坏，肱骨头轻度膨胀性改变，近骨干区域存在斑片状高密度影，骨皮质变薄、毛糙，伴病理性骨折，考虑为恶性侵袭性病变。需要注意的是，病变发生了病理性骨折，所以平片所示病变内的斑片状高密度不一定是肿瘤本身的钙化基质，也可能是骨碎片或出血。CT片示病灶内多发点状钙化，沿肱骨长轴生长，侵犯了骨皮质，但突出骨皮质的软组织肿块少，局部呈分叶性，侵袭程度不高，符合软骨肉瘤特点；增强扫描图像显示除骨折部位存在斑片状强化外，上方病灶内亦存在小斑片状强化，此点与常见的软骨肉瘤影像表现不符，但部分间叶性软骨肉瘤和去分化软骨肉瘤可有此表现，因此总体而言，仍考虑为软骨肉瘤。当诊断高龄人群原发恶性骨肿瘤时，一定要先除外转移癌。MRI示病灶于T_2WI图像为不均匀高信号，为富含水分的基质，但不排除有积液积血可能，周围软组织肿胀不明显。增强扫描图像示病变下部强化，可能为病理骨折的骨痂组织，病变上部边缘呈结节状强化，为软骨肉瘤的特点。综合考虑为软骨肉瘤。

5 › 程晓光教授点评

患者为老年男性。X线片示病变下方存在病理性骨折，并且骨痂已经形成，说明骨折时间较长，病灶范围大，其内存在斑点状高密度影。CT平扫图像显示病变边缘尚清，内有斑点状钙化，合并有骨折（骨折断端错位）、血肿机化及骨膜反应；增强图像示病变强化不明显。MRI示病灶内含有软骨基质、钙化，并且病变上缘为花边状强化，下部为骨折后改变。经综合分析，首先考虑为软骨肉瘤，但因患者年龄较大，转移瘤亦需考虑。

最终诊断

软骨肉瘤。

病例 10

1 > **病 史**

患者男性，51 岁。右肩疼痛 10 个月，可自行缓解。

2 > **体格检查**

右肩胛骨外上方叩痛，皮温升高。

3 > **影像检查**

1）X 线影像表现：

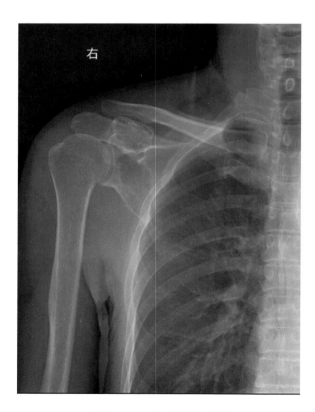

图 I-10-1　右肩胛骨正位片

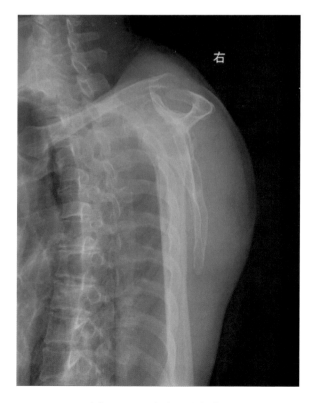

图 I-10-2　右肩胛骨侧位片

征象描述： 右肩胛骨溶骨性骨质破坏，累及冈上、冈下、喙突，病灶膨胀，边缘硬化。

2）CT 影像表现：

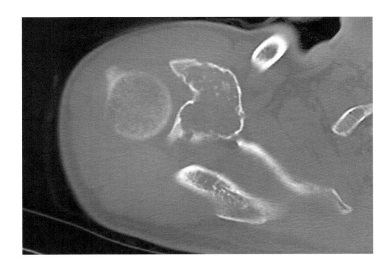

图 I-10-3　右肩关节 CT 平扫横断面骨窗

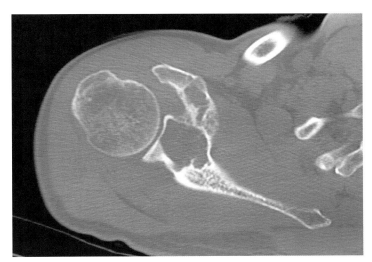

图 I-10-4　右肩关节 CT 平扫横断面骨窗

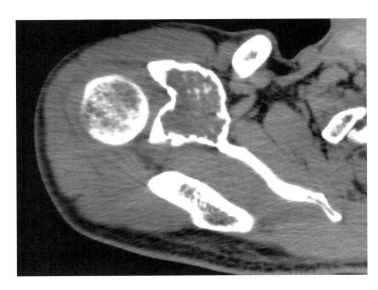

图 I-10-5　右肩关节 CT 平扫横断面软组织窗

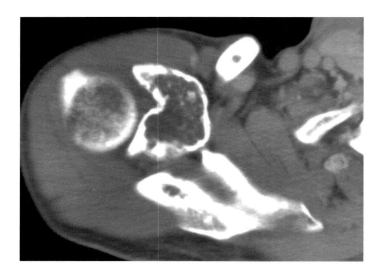

图 I-10-6　右肩关节 CT 增强扫描横断面软组织窗

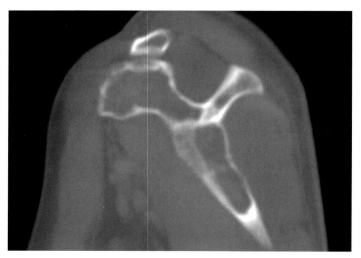

图 I-10-7　右肩关节 CT 平扫矢状位骨窗

征象描述： 病灶边界清楚，皮质部分中断，其内散在钙化。增强扫描呈轻度且不均匀强化。

3）MRI 影像表现：

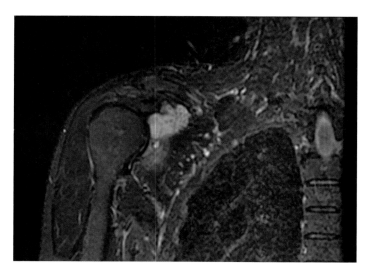

图 I-10-8　右肩关节 MRI 冠状面脂肪抑制 T_2WI

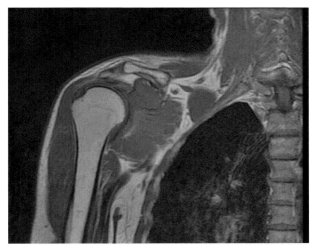

图 I-10-9　右肩关节 MRI 冠状面 T_1WI

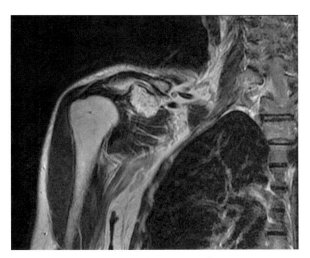

图 I-10-10　右肩关节 MRI 冠状面 T_2WI

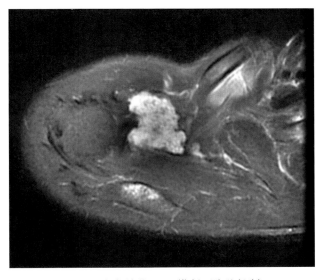

图 I-10-11　右肩关节 MRI 横断面脂肪抑制 T_2WI

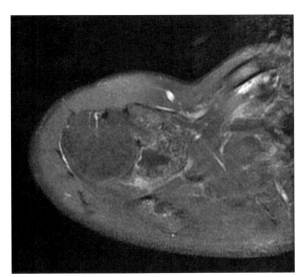

图 I-10-12　右肩关节 MRI 增强后横断面
脂肪抑制 T_1WI

征象描述：病灶呈 T_1WI 等信号，T_2WI 混杂信号，增强扫描为边缘强化。

④ › 初级分析

　　X 线片示右肩胛骨冈上、冈下及喙突轻度膨胀的溶骨性骨质破坏，边缘轻度硬化，边界清楚，病灶内部密度欠均匀，并有小分隔。右侧肩盂关节面无明显破坏，周围软组织无明显肿胀。CT 片示病灶边界清楚，边缘略硬化，但皮质部分中断；病灶内散在斑点状钙化；增强后，病灶轻度强化、不均匀强化。MRI 示病灶呈 T_1WI 等信号、T_2WI 混杂信号，其中，T_2WI 图像内高信号区为透明软骨或软骨基质，低信号区为钙化灶，增强后表现为边缘强化，呈花环状，为软骨肉瘤特征性的强化方式，且软骨肉瘤也好发于肩胛骨、骨盆等部位。综合考虑为软骨肉瘤。

5 › 程晓光教授点评

　　X 线片示病灶边界尚清楚。CT 片示病灶膨胀性生长，为溶骨性骨质破坏，其内存在斑点状钙化，强化不明显。MRI 示病灶呈小叶间隔性强化。此为软骨性病变，诊断明确，除发生于短管状骨者有可能考虑为内生软骨瘤外，发生于其他部位的病灶均应首先考虑为软骨肉瘤。主要与转移瘤鉴别。

最终诊断

　　软骨肉瘤。

病例 11

1 › 病 史

患儿女性，11 岁。2 个月前出现右上臂红肿、疼痛，伴发热。CRP、ESR 升高。

2 › 体格检查

右上臂压痛，肩关节功能受限。

3 › 影像检查

1）X 线影像表现：

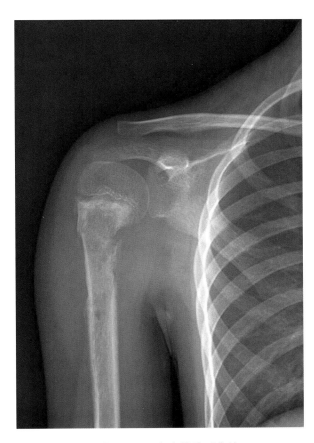

图 I-11-1　右肩关节正位片

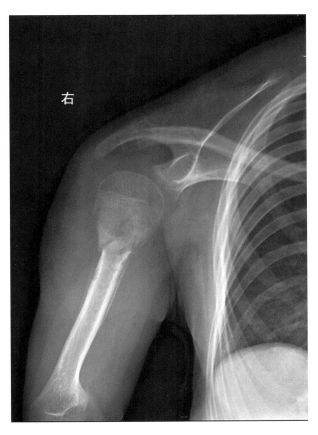

图 I-11-2　右肩关节侧位片

征象描述： 右肱骨中上段骨质破坏，伴有不连续骨膜反应。

2）CT 影像表现：

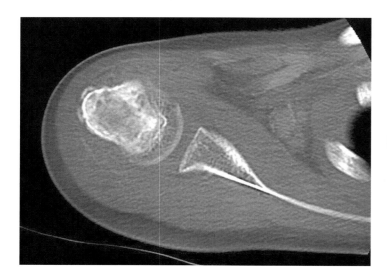

图 I-11-3　右肩关节 CT 平扫横断面骨窗

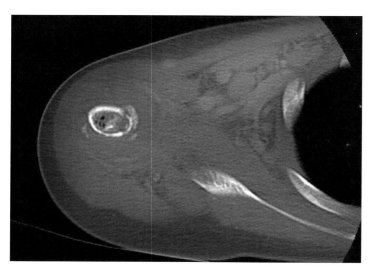

图 I-11-4　右肩关节 CT 平扫横断面骨窗

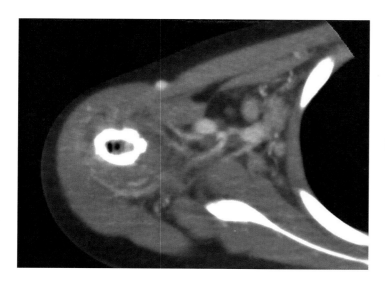

图 I-11-5　右肩关节 CT 增强后横断面软组织窗

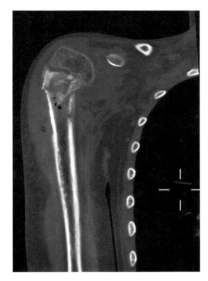
图 I-11-6　右肩关节 CT 平扫冠状面骨窗

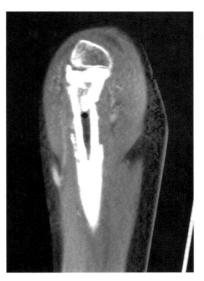
图 I-11-7　右肩关节 CT 增强后矢状面软组织窗

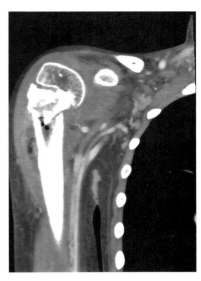
图 I-11-8　右肩关节 CT 增强后冠状面软组织窗

征象描述：右肱骨中上段骨质破坏，骨皮质不完整，伴有明显骨膜反应，病变周围软组织内存在液性低密度区，增强后低密度区边缘强化。

4 〉 **初级分析**

右上臂疼痛、红肿，有压痛，炎性因子升高。X 线片示右肱骨中上段骨质破坏，伴病理性骨折，侧位片见连续骨膜反应至骨折处中断，髓腔内骨质破坏。CT 片示右肱骨中上段骨质破坏，骨皮质不完整，呈穿凿样改变，可见明显骨膜反应，病变周围软组织内见液平及气体影，综合考虑为急性骨髓炎。

5 〉 **程晓光教授点评**

病史支持为炎症。X 线片示右肱骨中上段骨质破坏，髓腔密度不均匀。CT 片示右肱骨中上段髓腔内及周围软组织内气体密度影，为典型感染表现。

最终诊断

骨髓炎。

病例 12

1 › 病 史

患者男性，65 岁。右肩疼痛、不适 1 年，加重伴活动受限 7 个月。

2 › 体格检查

无。

3 › 影像检查

1）X 线影像表现：

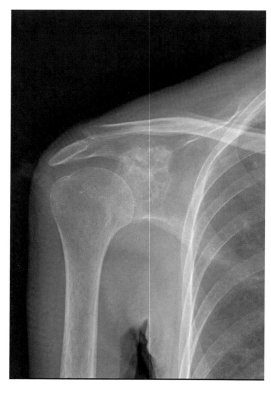

图 I-12-1　右肩胛骨正位片

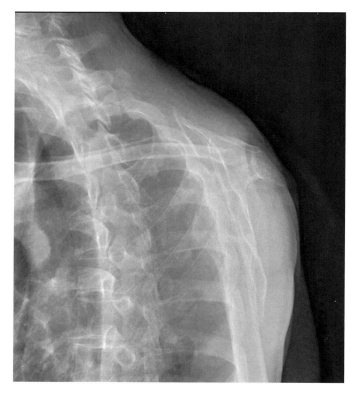

图 I-12-2　右肩胛骨侧位片

征象描述：右肩胛骨喙突、肩胛冈轻度膨胀性骨质破坏，密度不均匀。

2）CT 影像表现：

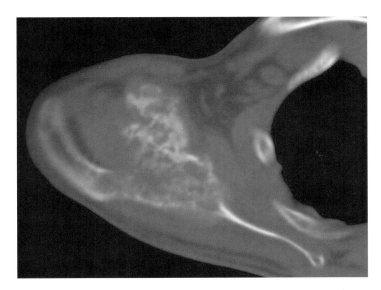

图 I-12-3　右肩关节 CT 平扫横断面骨窗

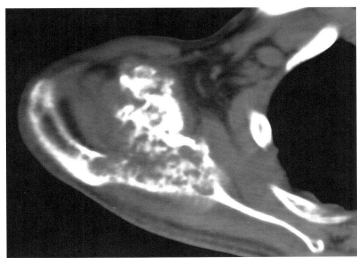

图 I-12-4　右肩关节 CT 平扫横断面软组织窗

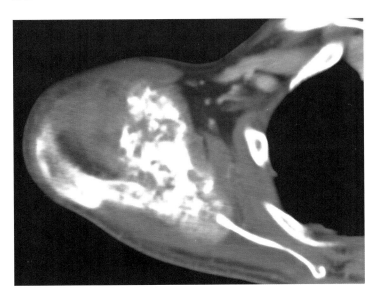

图 I-12-5　右肩关节 CT 增强后横断面软组织窗

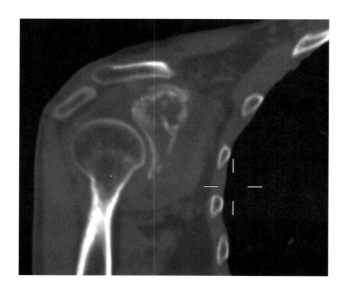

图 I-12-6　右肩关节 CT 平扫冠状面骨窗

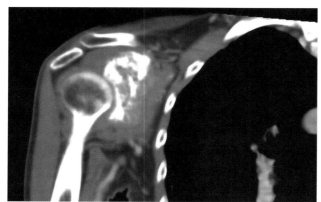

图 I-12-7　右肩关节 CT 增强后冠状面软组织窗

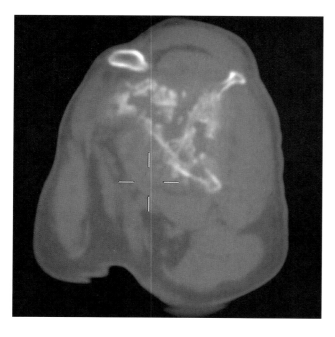

图 I-12-8　右肩关节 CT 平扫矢状面骨窗

　　征象描述：骨质破坏较平片显示范围大，呈混合性骨质破坏，边界不清，骨皮质不连续，有软组织肿块突出，增强扫描呈明显强化。

4 › **初级分析**

　　患者为老年男性。X线片示右肩胛冈、肩胛骨体、喙突骨质破坏，呈轻度膨胀性生长，内部密度不均匀，周围无明确软组织肿块影。CT片示病灶边界不清楚，破坏范围较大，呈混合性骨质破坏，骨皮质不连续，有软组织肿块突出于骨外，增强扫描呈明显强化。结合年龄，考虑为转移癌。因肿块恶性程度高，而常见类型的软骨肉瘤恶性程度并不高，与之不符，因此不诊断软骨肉瘤。

5 › **程晓光教授点评**

　　右肩胛冈、肩胛骨体、喙突混合性骨质破坏，增强扫描呈明显强化，可排除软骨肉瘤可能。同时患者为老年男性，应首先考虑转移癌，转移癌表现为此种特点的可能是肝癌、甲状腺癌，肾癌。鉴别诊断为骨肉瘤。

最终诊断

　　转移癌（肝癌转移）。

病例 13

1 › **病 史**

患者男性，78 岁。右肩部疼痛 8 个月。

2 › **体格检查**

右肩轻度肿胀，活动受限。

3 › **影像检查**

1）X 线影像表现：

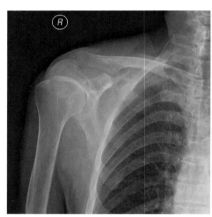

图 I-13-1 右肩关节正位片

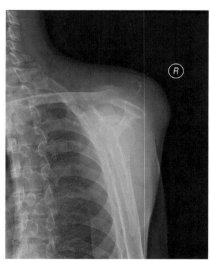

图 I-13-2 右肩胛骨侧位片

征象描述：右肩胛骨骨质破坏区，周围存在密度略高的软组织肿块，肿块内伴钙化。

2）CT 影像表现：

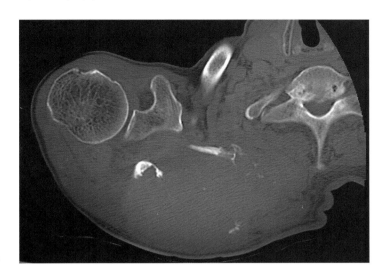

图 I-13-3　右肩关节 CT 平扫横断面骨窗

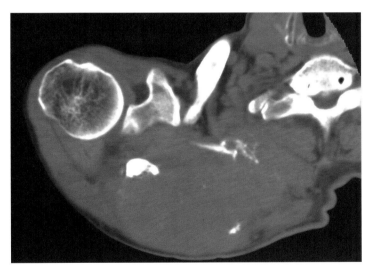

图 I-13-4　右肩关节 CT 平扫横断面软组织窗

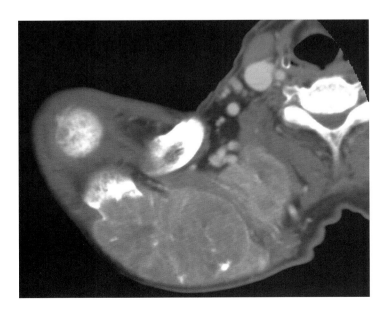

图 I-13-5　右肩关节 CT 增强后横断面软组织窗

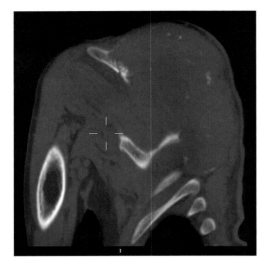

图 I-13-6　右肩关节 CT 平扫冠状面软骨窗

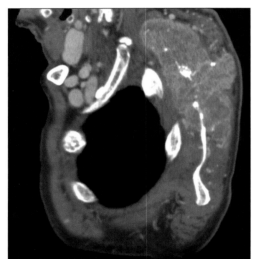

图 I-13-7　右肩关节 CT 增强后矢状面软组织窗

征象描述： 右肩胛骨溶骨性骨质破坏，伴有巨大软组织肿块，其内点状钙化，增强扫描呈明显不均匀强化。

4 ❯ **初级分析**

　　患者为老年男性。X 线片示右肩胛骨冈上、冈下大片骨质破坏，周围有密度略高的软组织肿块，其内有点状高密度影。CT 片示软组织肿块内小分隔样钙化，增强扫描后，主体明显强化，其内有斑片状低密度影，这种密集的低密度影更提示为转移灶的可能。如果考虑为软骨肉瘤，那么此种强化方式提示为间叶性软骨肉瘤或退分化软骨肉瘤，而非普通型软骨肉瘤。对于间叶性软骨肉瘤而言，其内钙化是非常多的，而此病例的钙化更像是小分隔；退分化软骨肉瘤需要观察到软骨肉瘤的区域。另外，恶纤组亦非如此表现。综合年龄、影像表现，首先考虑为转移癌，原发灶可能来源于肝或肾。

5 ❯ **程晓光教授点评**

　　患者为老年男性。X 线正位片无明显异常，侧位片示右肩胛骨体部膨胀性骨质破坏，伴软组织肿块。

CT 平扫图像示病灶内点状钙化，仅凭平扫图像需考虑软骨肉瘤的可能，但增强图像示肿块强化明显，与软骨肉瘤特点不相符。首先考虑为转移瘤。

最终诊断

转移癌（肾透明细胞癌转移）。

病例 14

1 › 病 史

患者男性，76 岁。右肩疼痛，活动受限 2 天。

2 › 体格检查

右肩支具固定，肿胀，痛性活动受限。

3 › 影像检查

1) X 线影像表现：

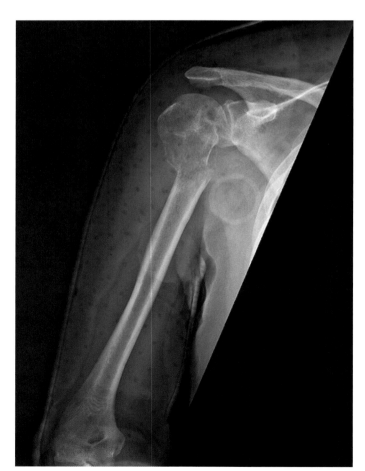

图 I-14-1 右肩关节正位片

征象描述： 右肱骨近端混合性骨质破坏，膨胀性改变，伴病理性骨折。

2）CT 影像表现：

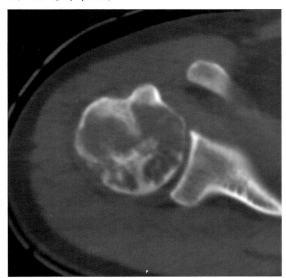

图 I-14-2　右肩关节 CT 平扫横断面骨窗

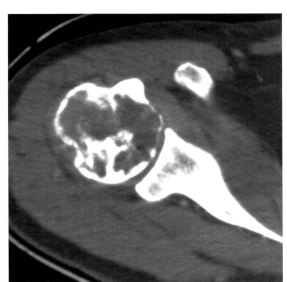

图 I-14-3　右肩关节 CT 平扫横断面软组织窗

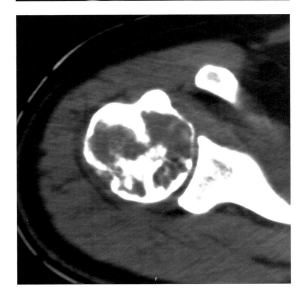

图 I-14-4　右肩关节 CT 增强后横断面软组织窗

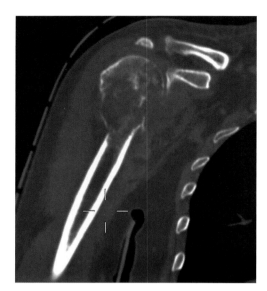

图 I-14-5　右肩关节 CT 平扫冠状面骨窗

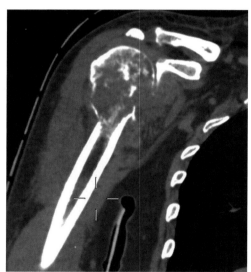

图 I-14-6　右肩关节 CT 平扫冠状面软组织窗

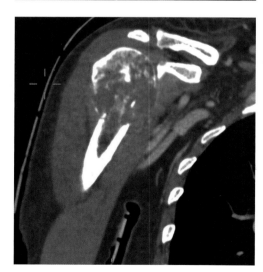

图 I-14-7　右肩关节 CT 增强后冠状面软组织窗

征象描述： 右肱骨混合性骨质破坏，骨皮质不完整，软组织包块向外突出，增强后，呈边缘强化。

3）MRI 影像表现：

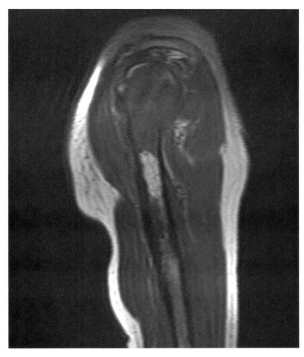

图 I-14-8　右肩关节 MRI 矢状面 T$_1$WI

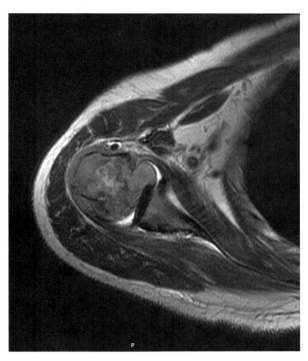

图 I-14-9　右肩关节 MRI 横断面 T$_2$WI

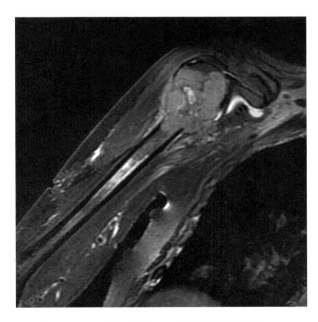

图 I-14-10　右肩关节 MRI 冠状面脂肪抑制 T$_2$WI

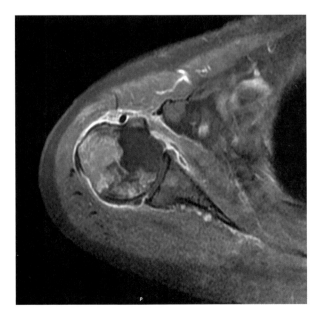

图 I-14-11　右肩关节 MRI 增强后横断面脂肪抑制 T$_1$WI

征象描述：病灶呈 T$_1$ 不均匀低信号、T$_2$ 等信号为主，内部有液化坏死或囊变，不均匀强化。

4 > 初级分析

患者为老年男性，X线片示右肱骨近端混合性骨质破坏，以溶骨为主，密度不均匀，有骨性分隔，骨皮质变薄，边界不清，伴病理性骨折。CT片示病变轻度膨胀，骨皮质不完整，伴有软组织肿块，结合年龄，不能除外转移癌，但上部分软组织强化程度低，不支持转移。增强扫描后强化不明显，软骨肉瘤也需要考虑在内，只是病灶软组织肿块突出骨轮廓外而骨皮质破坏不明显的征象与软骨肉瘤不相符，且内部的高密度未必是钙化。另外，由于是老年患者，还需考虑淋巴瘤的可能。MRI示右肱骨干、肩胛骨、肋骨髓腔内异常信号，呈弥散性强化。此种多发病变可考虑转移癌、淋巴瘤、骨髓瘤等。MRI的图像排除了软骨肉瘤的可能，因其压脂图像并未观察到含水量很高的软骨小叶结构。淋巴瘤表现较复杂，任何征象都可出现。此例在骨皮质保持的情况下出现了密度/信号较均匀的软组织肿块突出于骨皮质之外，应首先考虑淋巴瘤。

5 > 程晓光教授点评

老年男性患者，右肱骨近端骨质破坏，关节未受侵，有软组织肿块，MRI示右肱骨干、肩胛骨、肋骨髓腔内有异常信号，为多发病变，首先要考虑到转移癌，但此病例有不符合之处，病灶内无强化区在MRI上并不是坏死囊变的信号。另外，如此年龄，肱骨干中央在正常情况下不应出现压脂高信号区，红骨髓转化不会从骨干开始，应从干骺端开始。综合考虑为淋巴瘤。

最终诊断

弥漫性大B细胞淋巴瘤。

病例 15

1 › **病 史**

患者男性，64 岁。全身多发疼痛。

2 › **体格检查**

无。

3 › **影像检查**

1）X 线影像表现：

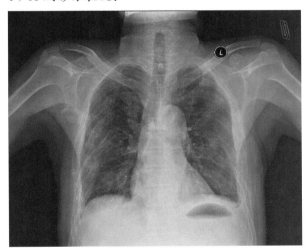

图 I-15-1 胸部正位平片

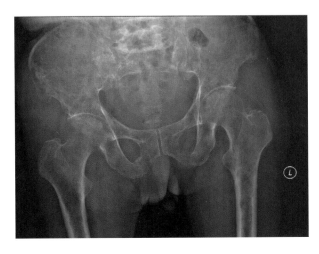

图 I-15-2 骨盆正位平片

征象描述： 骨盆、肩胛骨、肋骨多发溶骨性骨质破坏，骨质疏松。

2）CT 影像表现：

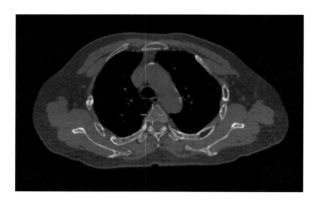

图 Ⅰ-15-3　胸部 CT 平扫横断面骨窗

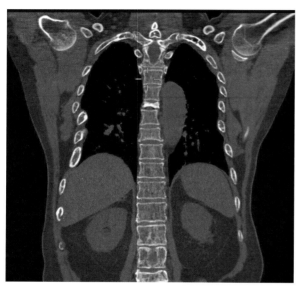

图 Ⅰ-15-4　胸部 CT 平扫冠状面骨窗

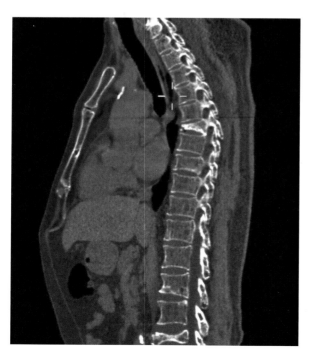

图 Ⅰ-15-5　胸部 CT 平扫矢状位骨窗

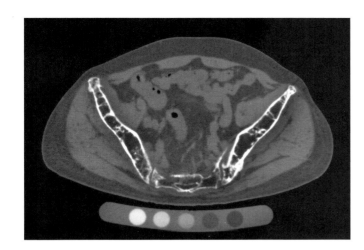

图Ⅰ-15-6 骨盆 CT 平扫横断面骨窗

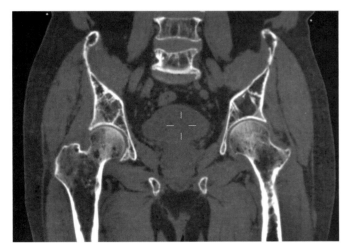

图Ⅰ-15-7 骨盆 CT 平扫冠状面骨窗

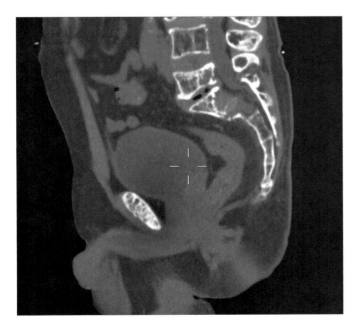

图Ⅰ-15-8 骨盆 CT 平扫矢状位骨窗

征象描述：骨盆、肩胛骨、肋骨、脊柱多发溶骨性骨质破坏。

4 > **初级分析**

老年男性，全身多发溶骨性骨质破坏，部分病灶内存在脂肪填充，边缘硬化，首先考虑为多发性骨髓瘤化疗后改变，且化疗有效，原有肿瘤组织被脂肪组织替代。Paget 病、甲旁亢以及多发纤维结构不良、淋巴管瘤病等均不会表现为这种改变。

5 > **程晓光教授点评**

老年男性，全身多发骨质破坏，首先考虑为多发性骨髓瘤。如果为年轻患者，则需与甲状旁腺功能亢进所致骨病鉴别。该病例为弥漫性小灶性病变，而甲旁亢多为局灶性病变，故可排除之。部分病灶内存在骨髓脂肪填充，边缘硬化，为化疗后改变。

最终诊断

多发性骨髓瘤化疗后改变。

病例16

1 **›** **病 史**

患儿男性，13岁。左肩臂部疼痛1个月余。

2 **›** **体格检查**

左肩部压痛，可触及深在包块，界清、质韧、活动度好。

3 **›** **影像检查**

1）X线影像表现：

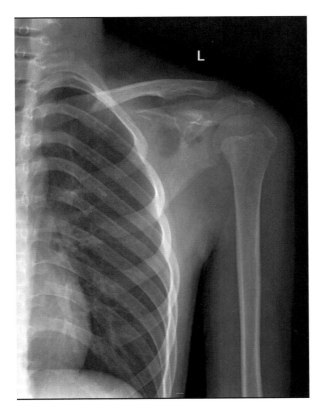

图 I-16-1　左肩胛骨正位片

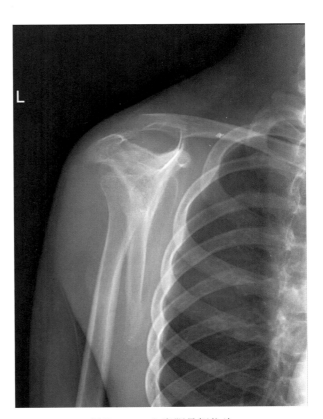

图 I-16-2　左肩胛骨侧位片

征象描述： 左侧肩胛骨类圆形溶骨性骨质破坏，边界清，无硬化边。

2）CT 影像表现：

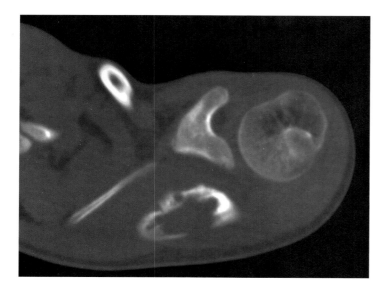

图 I-16-3　左肩关节 CT 平扫横断面骨窗

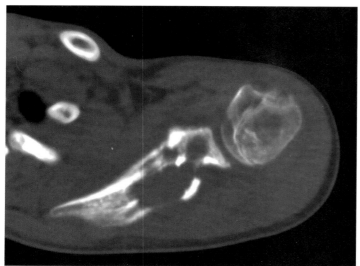

图 I-16-4　左肩关节 CT 平扫横断面骨窗

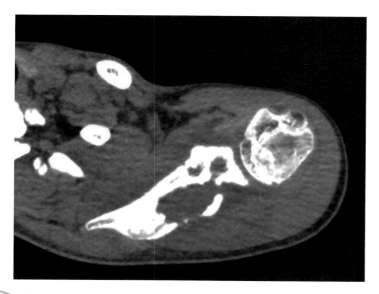

图 I-16-5　左肩关节 CT 平扫横断面软组织窗

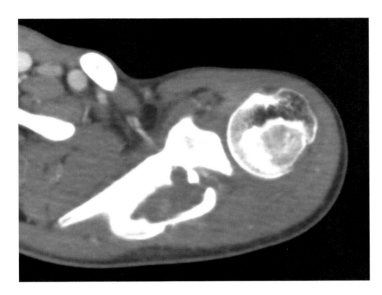

图 I-16-6　左肩关节 CT 增强后横断面软组织窗

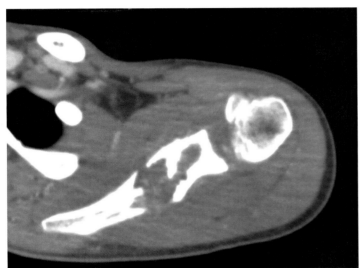

图 I-16-7　左肩关节 CT 增强后横断面软组织窗

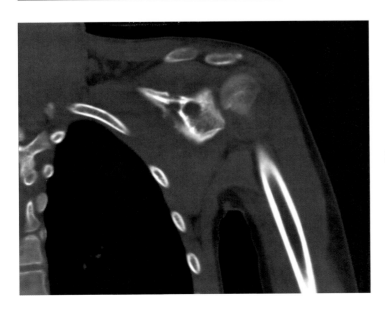

图 I-16-8　左肩关节 CT 平扫冠状面骨窗

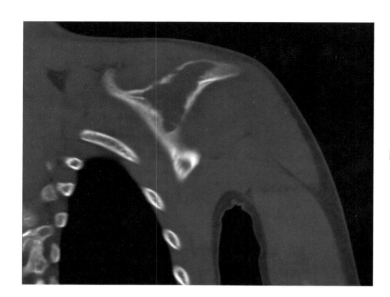

图 I-16-9　左肩关节 CT 平扫冠状面骨窗

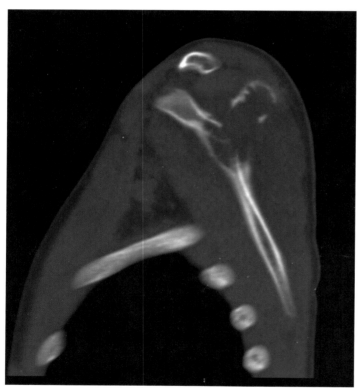

图 I-16-10　左肩关节 CT 平扫矢状面骨窗

征象描述：左侧肩胛骨体部及肩胛冈溶骨性骨质破坏，边缘局部硬化，周围存在连续层状骨膜反应，伴有软组织肿块。增强扫描后，呈不均匀轻度强化。

4 › 初级分析

患者为青少年。X 线片示左侧肩胛骨溶骨性骨质破坏，边界清，无硬化边，周围软组织稍增厚，良恶性难以判定。CT 片示左侧肩胛骨体部及肩胛冈溶骨性骨质破坏，局部可见硬化边，周围层状骨膜反应，骨膜反应大部分成熟完整，病灶存在修复，提示病程缓慢。结合患者年龄，考虑为嗜酸性肉芽肿。尤文肉瘤亦可出现类似骨膜反应，但是尤文肉瘤存在较多的放射状骨膜反应且软组织肿块大，而该病灶软组织肿块较小，与之不符。综合而言，首先考虑为嗜酸性肉芽肿。

5 > 程晓光教授点评

青少年，左侧肩胛骨溶骨性骨质破坏，膨胀不明显，周围存在较完整骨膜反应，局部略中断，破坏边缘存在高密度影，怀疑为死骨成分。增强后，软组织肿块强化不明显，周围软组织水肿。结合年龄、发病部位，符合嗜酸性肉芽肿的诊断，需与尤文肉瘤鉴别。

最终诊断

朗格汉斯细胞组织细胞增多症（嗜酸性肉芽肿）。

病例 17

1 **病 史**

患者女性，17 岁。右上臂疼痛 9 个月。

2 **体格检查**

右上臂近端疼痛，伴后部包块。

3 **影像检查**

1）X 线影像表现：

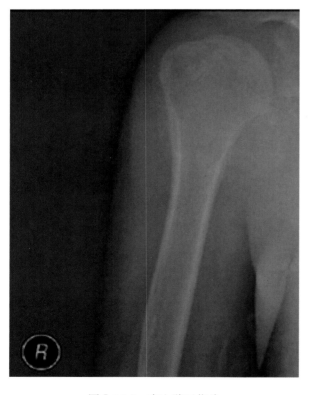

图 I-17-1　右上臂正位片

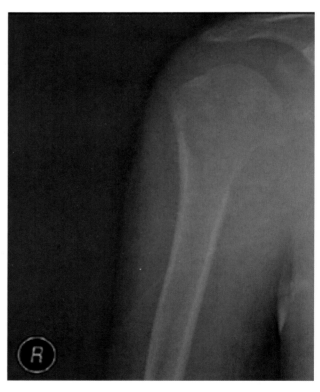

图 I-17-2　右上臂侧位片

征象描述：右肱骨头关节面下溶骨性骨质破坏，骨皮质变薄，边界欠清。

2）CT影像表现：

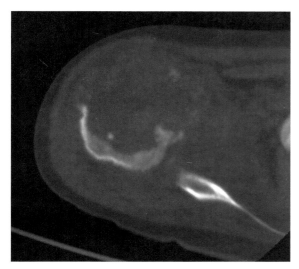

图Ⅰ-17-3　右肩关节CT平扫横断面骨窗

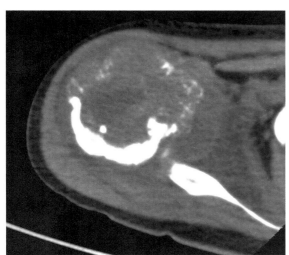

图Ⅰ-17-4　右肩关节CT平扫横断面软组织窗

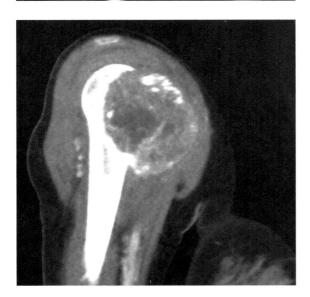

图Ⅰ-17-5　右肩关节CT增强后矢状面软组织窗

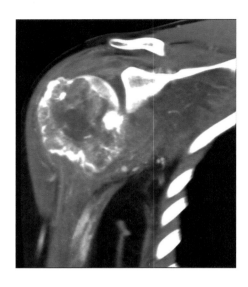

图 I-17-6　右肩关节 CT 增强后冠状面软组织窗

征象描述： 右肱骨头关节面下膨胀性溶骨破坏，内部钙化灶，局部骨皮质中断、软组织肿块突出，增强扫描后，病灶强化不均，局部明显强化。

3）MRI 影像表现：

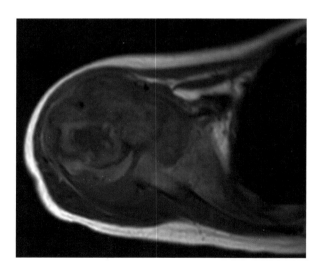

图 I-17-7　右肩关节 MRI 横断面 T_1WI

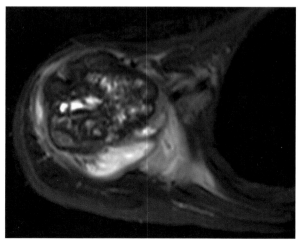

图 I-17-8　右肩关节 MRI 横断面脂肪抑制 T_2WI

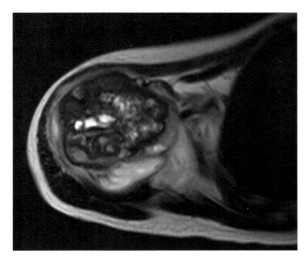

图 Ⅰ-17-9　右肩关节 MRI 横断面 T$_2$WI

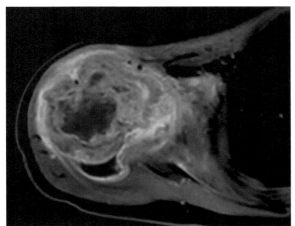

图 Ⅰ-17-10　右肩关节 MRI 增强后横断面脂肪抑制 T$_1$WI

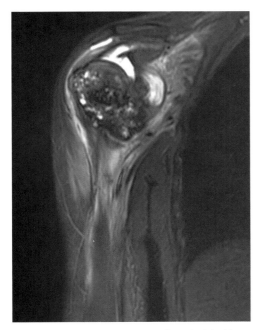

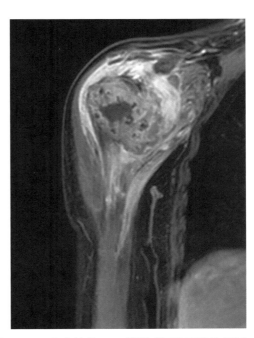

图 Ⅰ-17-11　右肩关节 MRI 冠状面脂肪抑制 T$_2$WI　　图 Ⅰ-17-12　右肩关节 MRI 增强后冠状面脂肪抑制 T$_1$WI

征象描述： 右肱骨头破坏，呈 T$_1$WI 等、高信号，T$_2$WI 混杂信号，内有多发小囊变，周围软组织大片水肿。增强扫描后，病灶不均匀强化。

4 › 初级分析

右肱骨头近端偏心性、膨胀性溶骨破坏，内部实性成分强化明显，均支持诊断为骨巨细胞瘤。但是，患者年龄、病灶内散在的钙化成分等不支持诊断为骨巨细胞瘤。因为病灶内存在钙化成分，需要排除软骨来源性肿瘤。MRI示病变存在骨包壳，内部囊变、出血及小液-液平面，并周围组织明显水肿、关节积液，结合年龄、发病部位，综合考虑为软骨源性肿瘤，以软骨母细胞瘤合并动脉瘤样骨囊肿（ABC）可能性大。但值得注意的是，MRI未显示明显的软骨信号，并且其强化方式亦非软骨母细胞瘤的典型表现。

5 › 程晓光教授点评

患者为青少年女性，病程长。右肱骨头骨端溶骨性骨质破坏，局部软组织突破包壳，软组织明显肿胀，增强扫描后实性成分明显强化，具有恶性倾向。另外，病灶内钙化成分多，支持为软骨源性肿瘤。结合年龄、发病部位，首先考虑为软骨母细胞瘤，但因病灶范围较大、边界不清，不除外恶性倾向，需警惕软骨母细胞瘤样骨肉瘤的可能。

最终诊断

软骨母细胞瘤。

病例18

1 › **病 史**

患者男性，34岁。发现左肩包块2个月。

2 › **体格检查**

左肩胛区触及一包块，质硬，边界不清，无活动，有压痛。

3 › **影像检查**

1）X线影像表现：

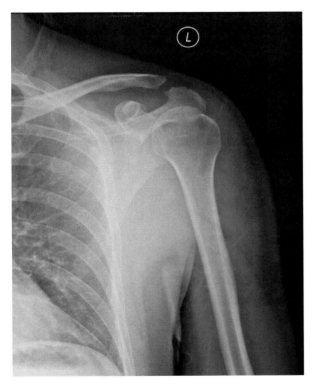

图 I-18-1　左肩关节正位片

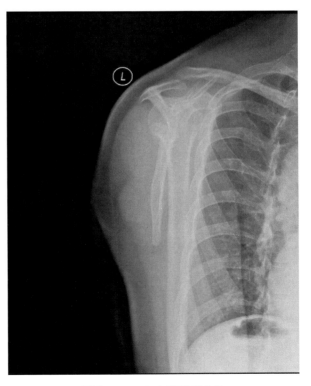

图 I-18-2　左肩胛骨侧位片

征象描述：左肩部软组织肿块，形态不规则。

2）CT 影像表现：

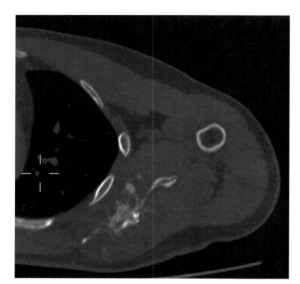

图 I-18-3　左肩关节 CT 平扫横断面骨窗

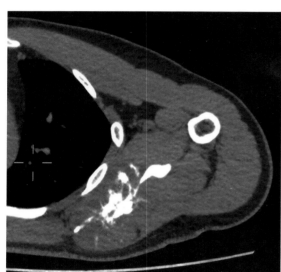

图 I-18-4　左肩关节 CT 平扫横断面软组织窗

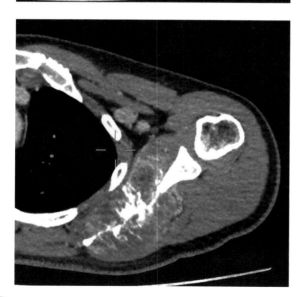

图 I-18-5　左肩关节 CT 增强后横断面软组织窗

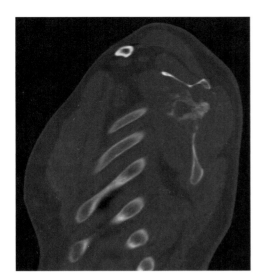

图 I-18-6　左肩关节 CT 平扫矢状面骨窗

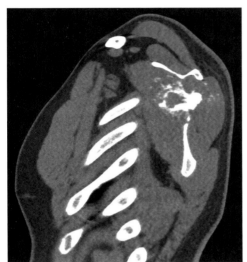

图 I-18-7　左肩关节 CT 平扫矢状面软组织窗

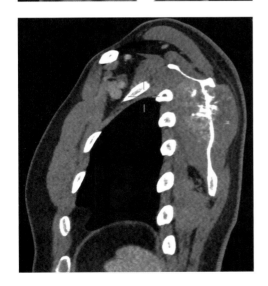

图 I-18-8　左肩关节 CT 增强后矢状面软组织窗

　　征象描述：左肩胛骨体部骨质破坏，针状骨膜反应，伴有巨大软组织肿块，增强扫描呈不均匀、明显强化。

3）MRI 影像表现：

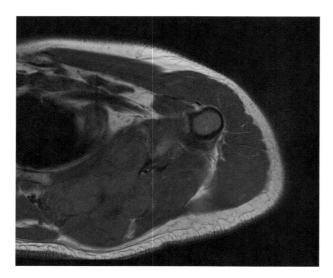

图 I-18-9　左肩关节 MRI 横断面 T_1WI

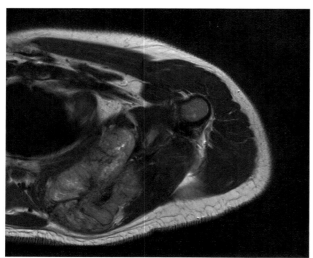

图 I-18-10　左肩关节 MRI 横断面 T_2WI

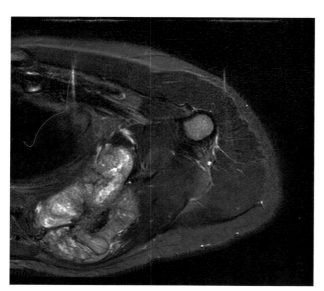

图 I-18-11　左肩关节 MRI 横断面脂肪抑制 T_2WI

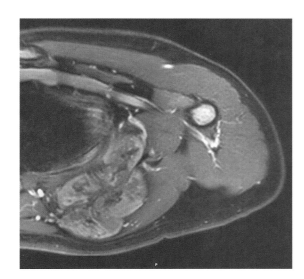

图 I-18-12　左肩关节 MRI 增强后横断面脂肪抑制 T_1WI

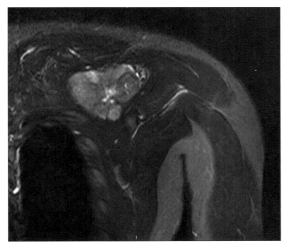

图 I-18-13　左肩关节 MRI 冠状面脂肪抑制 T_2WI

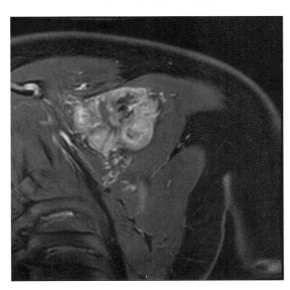

图 I-18-14　左肩关节 MRI 增强后冠状面脂肪抑制 T_1WI

征象描述： 左肩胛骨体部骨质破坏伴巨大软组织肿块，软组织肿块主体呈 T_1 等信号、T_2 略高信号，内有条状 T_1 低、T_2 低信号，增强扫描呈不均匀强化。

4 › **初级分析**

　　左侧肩胛骨骨质破坏伴周围明显软组织肿块，可见放射状、针状骨膜反应，边界不清，增强扫描可见明显不均匀强化，考虑为恶性肿瘤：尤文肉瘤或骨肉瘤。虽然患者为青中年男性，并非尤文肉瘤或骨肉瘤的好发年龄，但发生于不规则骨的尤文肉瘤或骨肉瘤患者年龄可偏大。由于该病灶内成骨成分少且软组织肿块较大，首先考虑为尤文肉瘤。

5 › **程晓光教授点评**

　　患者为青中年男性，病程短。左肩胛骨骨质破坏伴巨大软组织肿块，周围针状骨膜反应，均提示为恶性肿瘤。MRI 提供的有效诊断信息不多。左肱骨近端存在长 T_1 长 T_2 信号，考虑为化疗后骨髓逆转换。虽然患者年龄大，但病灶发生于扁骨，按照概率而言，首先考虑为尤文肉瘤，鉴别诊断为骨肉瘤。

最终诊断

　　尤文肉瘤。

病例 19

1 › **病 史**

患者女性，64 岁。胸锁关节疼痛、肿胀 1 年。

2 › **体格检查**

无。

3 › **影像检查**

1）X 线影像表现：

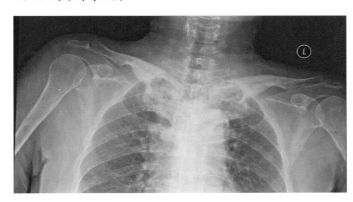

图 I-19-1 胸锁关节正位片

征象描述：双侧对称性、弥漫性骨质异常，主要表现为锁骨近中段、胸骨柄－体增大、硬化，硬化区有多发低密度灶。

2）CT 影像表现：

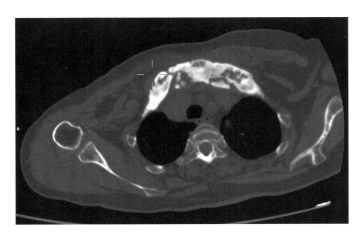

图 I-19-2 胸锁关节 CT 平扫横断面骨窗

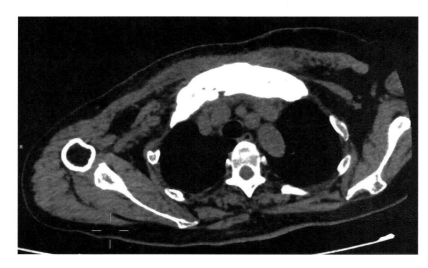

图 I-19-3　胸锁关节 CT 平扫横断面
　　　　　软组织窗

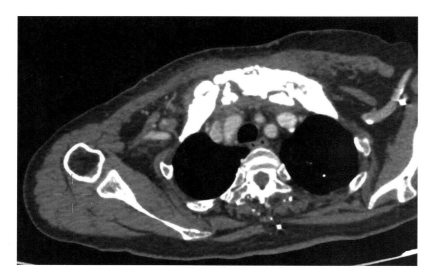

图 I-19-4　胸锁关节 CT 增强后横断
　　　　　面软组织窗

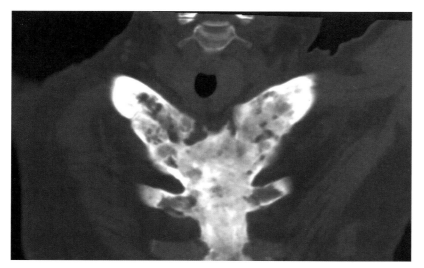

图 I-19-5　胸锁关节 CT 平扫冠状面
　　　　　骨窗

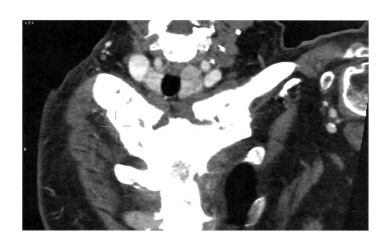

图 I-19-6　胸锁关节 CT 增强后冠状面软组织窗

征象描述： 除 X 线所示征象，并存在周围软组织肿胀。增强后，硬化区的低密度灶出现强化。

4 › 初级分析

患者为老年女性。X 线片示双侧对称性、弥漫性骨质异常，主要表现为锁骨近中段、胸骨柄-体膨胀性增大，密度增高硬化，硬化区见多发低密度灶。CT 片还可见周围软组织肿胀，增强后，硬化区内低密度灶轻度强化。综合考虑为肥厚性骨炎（慢性复发性多灶性骨髓炎）/ 感染性病变（化脓性骨炎？），或者 SAPHO 综合征（synovitis-acne-pustulosis-hyperostosis-osteomyelitis syndrome），后者是临床诊断，需要结合病史、查体。

5 › 程晓光教授点评

患者为老年女性，慢性过程。X 线片示双侧对称性、弥漫性骨质异常，主要发生于锁骨近中段、胸骨柄-体处，表现为增生硬化改变，周围软组织肿胀。综合考虑为 SAPHO 综合征或骨性关节炎，需结合进一步问诊、临床查体、化验等。

最终诊断

SAPHO 综合征。

病例 20

1 > **病 史**

患者男性，75 岁。腰椎骨质增生 7 年，慢性肾衰竭（尿毒症期）。

2 > **体格检查**

无。

3 > **影像检查**

1）X 线影像表现：

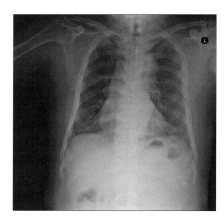

图 I-20-1 胸部正位平片

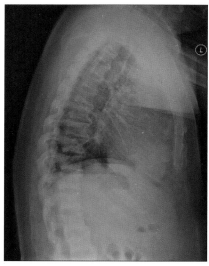

图 I-20-2 胸部侧位平片

征象描述：弥漫性骨病变，累及肋骨、胸椎等，表现为骨质密度增高。

2）CT 影像表现：

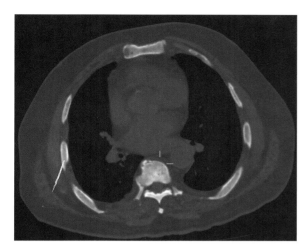

图Ⅰ-20-3　胸部 CT 平扫横断面骨窗

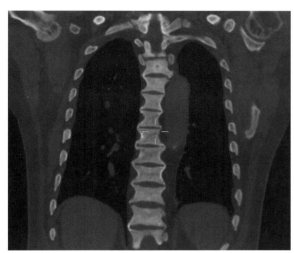

图Ⅰ-20-4　胸部 CT 平扫冠状面骨窗

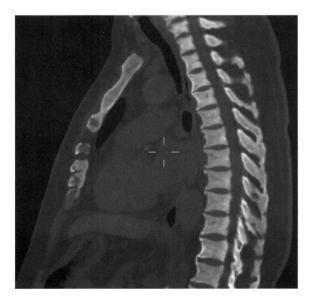

图Ⅰ-20-5　胸部 CT 平扫矢状面骨窗

征象描述： 颈椎、胸椎、胸骨、肋骨等弥漫性密度增高。

4 › 初级分析

患者为老年男性，有慢性肾病史。X线片示肋骨、胸椎呈弥漫性骨改变，骨质密度增高，椎体骨质增生。CT片示颈椎、胸椎、胸骨、肋骨弥漫性密度增高。综合考虑为代谢性骨病变：肾性骨病。鉴别诊断：①氟骨病；②弥漫性成骨性转移。

5 › 程晓光教授点评

患者为老年男性，慢性肾病史较明确。颈椎、胸椎、胸骨、肋骨弥漫性密度增高，骨质增生，韧带骨化。综合考虑为代谢性骨病变：肾性骨病。需与氟骨症、转移瘤鉴别。由于并未观察到明确的骨质破坏，因此可排除转移癌。另外，需要了解肾性骨病有时亦可表现为弥漫性骨质疏松。同时需要注意长期透析的病人可能伴有透析相关骨病，例如淀粉样变性，出现多发骨质吸收。

最终诊断

肾性骨病。

病例 21

1 › 病　史

患儿男性，8 岁。右上臂疼痛、肿胀 1 个月余。

2 › 体格检查

右肱骨近端略肿胀，压痛明显，肩关节活动部分受限。

3 › 影像检查

1）X 线影像表现：

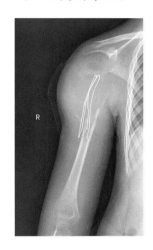

图 I-21-1　右肩关节正位片

征象描述：右肱骨近端溶骨性骨质破坏（未累及骨骺），边界不清，有骨膜新生骨、软组织肿块影。

2）CT 影像表现：

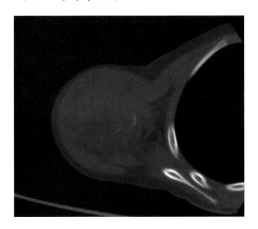

图 I-21-2　右肩关节 CT 平扫横断面软骨窗

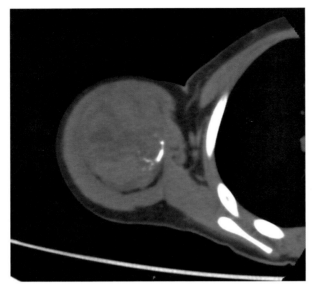 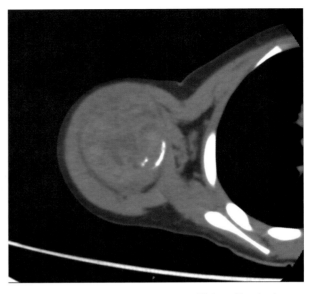

图 I-21-3　右肩关节 CT 平扫横断面软组织窗　　　　图 I-21-4　右肩关节 CT 增强后横断面软组织窗

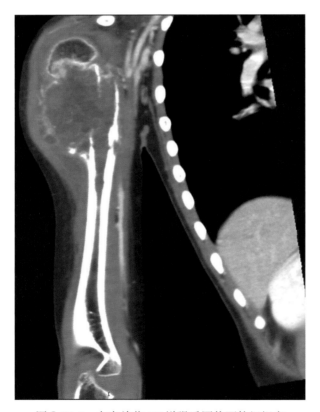 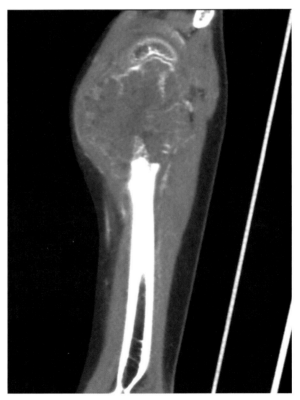

图 I-21-5　右肩关节 CT 增强后冠状面软组织窗　　　　图 I-21-6　右肩关节 CT 增强后矢状面软组织窗

征象描述： 右肱骨近端溶骨性骨质破坏，边界不清，骨膜反应不连续，有软组织肿块影。肿块内部密度不均匀，增强后，呈不均匀强化。

3）MRI 影像表现：

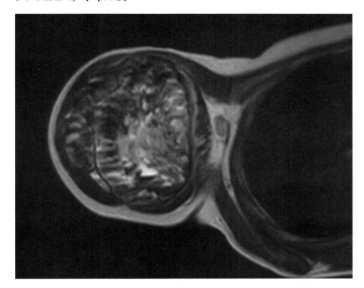

图 I-21-7　右肩关节 MRI 横断面 T$_2$WI

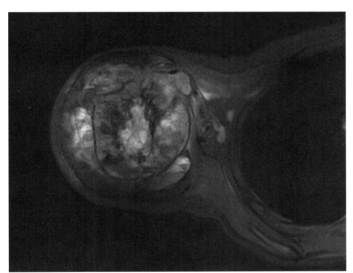

图 I-21-8　右肩关节 MRI 横断面脂肪抑制 T$_2$WI

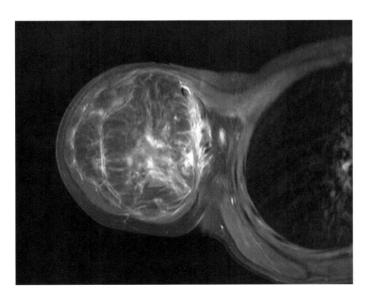

图 I-21-9　右肩关节 MRI 增强后横断面
　　　　　脂肪抑制 T$_1$WI

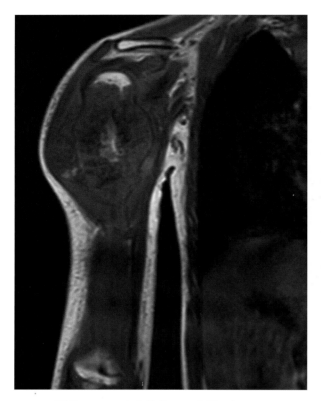
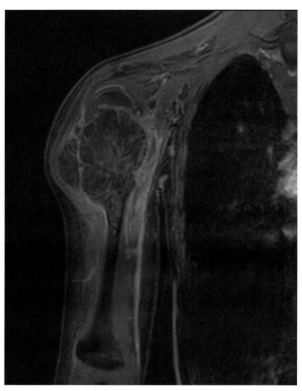

图 I-21-10　右肩关节 MRI 冠状面 T₁WI $\qquad$ 图 I-21-11　右肩关节 MRI 增强后冠状面脂肪抑制 T₁WI

图 I-21-10　右肩关节 MRI 冠状面 T_1WI　　　图 I-21-11　右肩关节 MRI 增强后冠状面脂肪抑制 T_1WI

征象描述： 右肱骨近端骨质破坏，为 T_1、T_2 混杂信号，局部存在液－液平面。

④ › 初级分析

患者为儿童。X 线片示右肱骨近端溶骨性骨质破坏，边界不清，可见骨膜新生骨、软组织肿块影，病变未累及骨骺。CT 片示右肱骨近端溶骨性骨质破坏，骨皮质不完整，可见骨膜新生骨，但骨膜反应不连续，并可见较大的软组织肿块影，肿块密度不均匀，增强扫描呈不均匀性强化，内有斑片状坏死区。由于肿瘤内未见明显成骨，结合年龄、病史较短的特点，考虑为溶骨性骨肉瘤，与尤文肉瘤鉴别。MRI 示右肱骨近端破坏灶为 T_1、T_2 混杂信号，局部可见液－液分层，除此外，可见 T_1、T_2 斑片状高信号，压脂后仍为高信号。综合考虑为恶性病变，倾向肉瘤，可能为毛细血管扩张型骨肉瘤。

⑤ › 程晓光教授点评

患者为男童，病变进展特别快。右肱骨干骺端溶骨性骨质破坏，骨膜反应明显，肿块明显，是骨肉瘤的可能性最大。但由于此肿块膨胀明显，增强后不均匀强化且无明显成骨，与一般骨肉瘤相异，综合考虑为毛细血管扩张型骨肉瘤，需要与尤文肉瘤、动脉瘤样骨囊肿相鉴别。尤文肉瘤的肿块一般以实性成分为主；动脉瘤样骨囊肿为良性病变，具有良性骨病变的特点。

最终诊断

毛细血管扩张型骨肉瘤。

病例 22

1 › **病　史**

患者男性，19 岁。右肩部肿物 8 个月，切开活检术后、化疗后。

2 › **体格检查**

右肩背部皮肤隆起，触及包块，压痛，活动度差，与周围组织分界不清。

3 › **影像检查**

1）X 线影像表现：

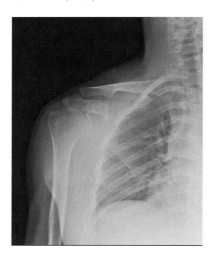

图 I-22-1　右肩胛骨正位片

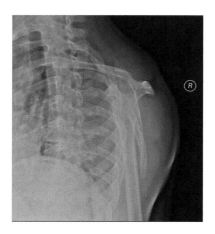

图 I-22-2　右肩胛骨侧位片

征象描述： 右肩关节骨质无明确异常，肩胛冈周围软组织肿块影。

2）CT 影像表现：

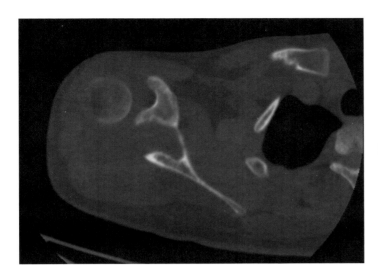

图 I-22-3　右肩关节 CT 平扫横断面骨窗

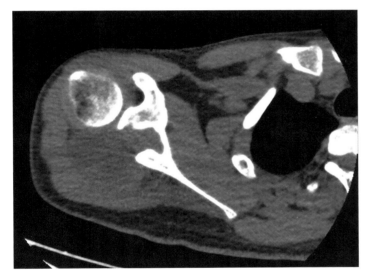

图 I-22-4　右肩关节 CT 平扫横断面软组织窗

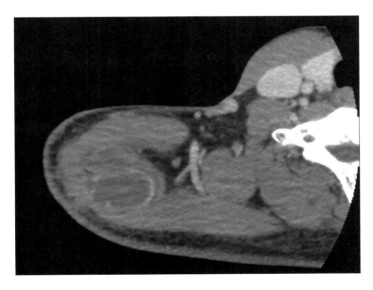

图 I-22-5　右肩关节 CT 增强后横断面软组织窗

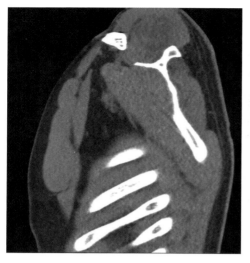
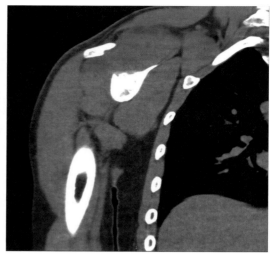

图I-22-6　右肩关节CT平扫矢状面软组织窗　　　图I-22-7　右肩关节CT平扫冠状面软组织窗

征象描述：右肩胛骨周围软组织肿块，累及冈上肌、冈下肌及肩胛下肌，边界欠清，密度不均匀，增强扫描后，肿块不均匀强化，内有液化坏死。

3）MRI影像表现：

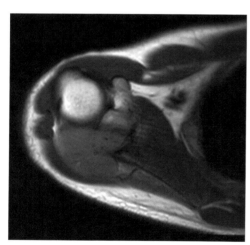

图I-22-8　右肩关节MRI横断面T₁WI

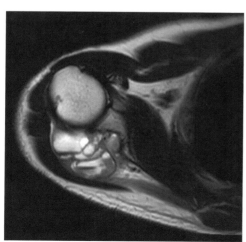

图I-22-9　右肩关节MRI横断面T₂WI

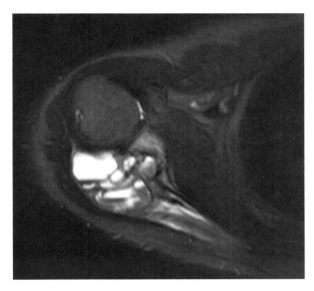

图 I-22-10　右肩关节 MRI 横断面脂肪抑制 T_2WI

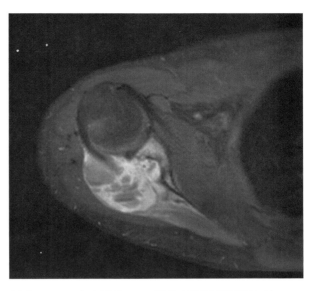

图 I-22-11　右肩关节 MRI 增强后横断面脂肪抑制 T_1WI

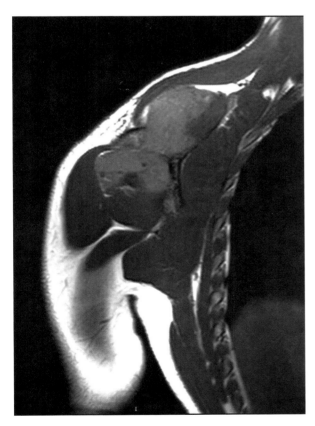

图 I-22-12　右肩关节 MRI 冠状面 T_1WI

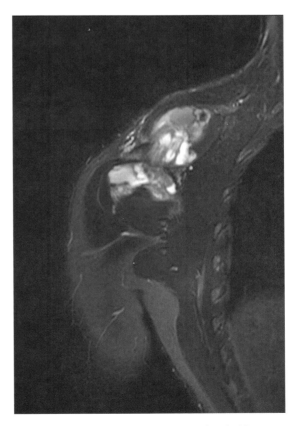

图 I-22-13　右肩关节 MRI 冠状面脂肪抑制 T_2WI

　　征象描述： 病变内信号混杂，T_1WI 以稍高信号为主，T_2WI 呈混杂高信号，内有分隔、大小不等的液-液平面。肩胛骨信号异常。

4 › 初级分析

　　患者为青年男性。X线片示右肩胛骨冈上及冈下软组织肿块影，皮下脂肪层受压变薄，肩胛骨骨质未见明确异常，考虑为软组织来源肿物。CT片显示肩胛骨周围软组织肿块，累及冈上肌、冈下肌及肩胛下肌，边界欠清，密度不均匀，增强扫描不均匀强化，有液化坏死，肩胛盂、体部局部骨质稍硬化。可考虑以下诊断：①恶性骨肿物，患者有化疗病史，首先考虑为尤文肉瘤，液化坏死可能与化疗有关；②软组织来源肿物，侵蚀肩胛骨。MRI示病变内多发液－液平，肩胛骨髓内信号异常，软组织肿块相对较大，支持尤文肉瘤诊断。

5 › 程晓光教授点评

　　患者为青年男性，具有化疗病史。X线片显示软组织肿块，而骨质改变不明确。CT片显示肿块坏死范围广，局部骨皮质似有侵蚀，但不易鉴别病变是否起源于骨。MRI显示肿块囊变、坏死更明确，T_2压脂序列图像显示关节盂骨质异常高信号，符合恶性肿瘤：尤文肉瘤。其中，涉及如何利用影像评价恶性肿瘤化疗效果，化疗有效的影像学改变主要体现在：①软组织肿块缩小、液化坏死；②骨破坏边缘硬化增多。总体考虑为：①尤文肉瘤化疗后；②软组织肿瘤不除外。

最终诊断

　　滑膜肉瘤（注：骨与软组织肿瘤治疗后的改变对肿瘤判断具有较大影响，容易造成误判）。

病例 23

1 › **病 史**

患者男性，31 岁。右上臂扭伤后活动受限 3 周。

2 › **体格检查**

右上臂肿胀，压痛，活动明显受限。

3 › **影像检查**

1）X 线影像表现：

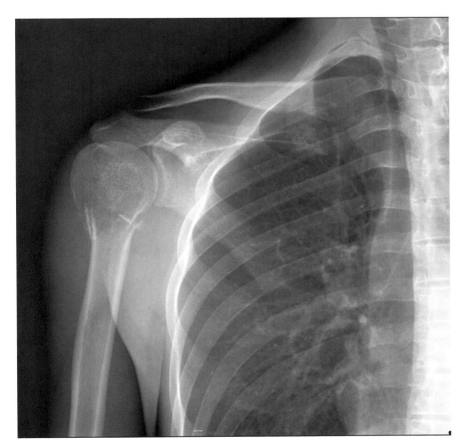

图 I-23-1　右肩关节正位片

征象描述： 右肱骨近端溶骨性骨质破坏，边界不清，伴病理性骨折。

2）CT 影像表现：

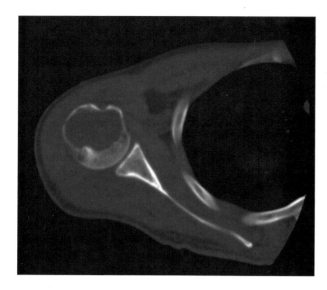

图 I-23-2　右肩关节 CT 平扫横断面骨窗

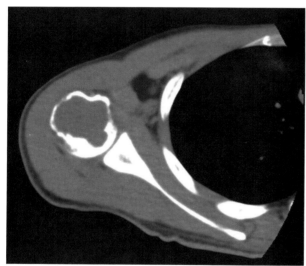

图 I-23-3　右肩关节 CT 平扫横断面软组织窗

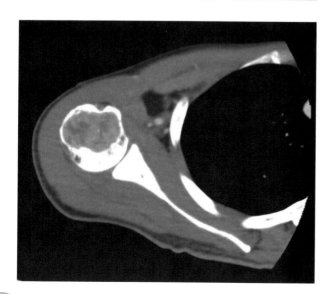

图 I-23-4　右肩关节 CT 增强后横断面软组织窗

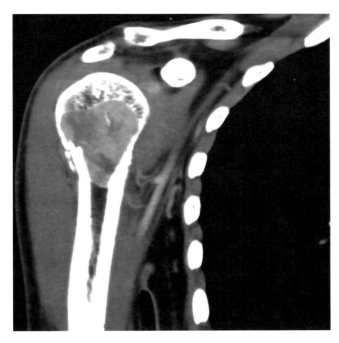

图 I-23-5　右肩关节 CT 增强后冠状面软组织窗

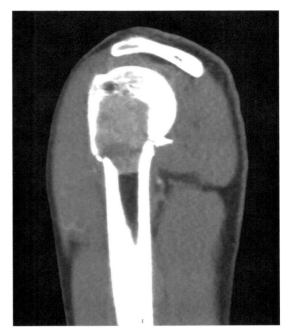

图 I-23-6　右肩关节 CT 增强后矢状面软组织窗

征象描述：病变主体位于右肱骨干骺端，边界较清，内密度均匀，有少量骨嵴，无骨膜反应。增强扫描呈不均匀明显强化。

3）MRI 影像表现：

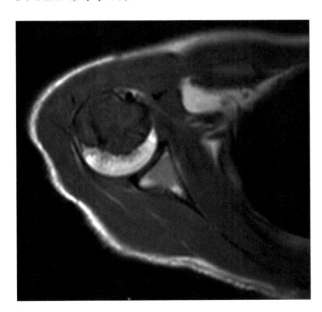

图 I-23-7　右肩关节 MRI 横断面 T₁WI

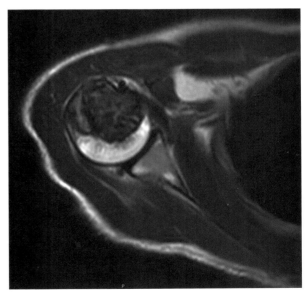

图 I-23-8　右肩关节 MRI 横断面 T₂WI

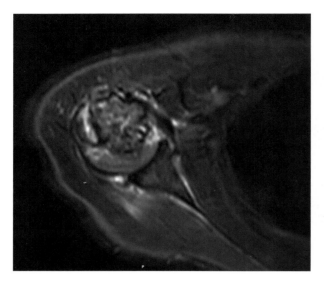
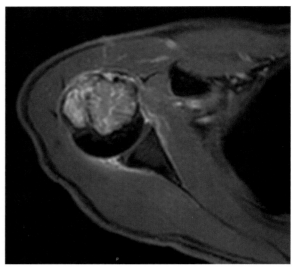

图 I-23-9　右肩关节 MRI 横断面脂肪抑制 T_2WI　　图 I-23-10　右肩关节 MRI 增强后横断面脂肪抑制 T_1WI

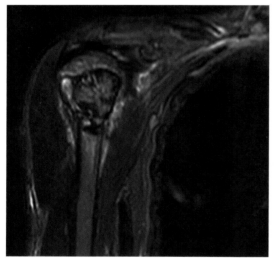
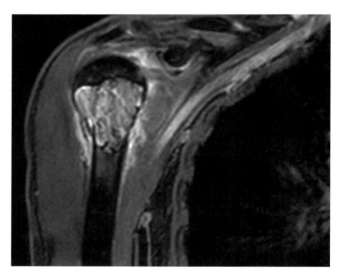

图 I-23-11　右肩关节 MRI 冠状面脂肪抑制 T_2WI　　图 I-23-12　右肩关节 MRI 增强后冠状面脂肪抑制 T_1WI

征象描述： 病灶信号混杂：T_1WI 信号偏低、T_2WI 信号中等偏低，内有条状、斑片状低信号，周围软组织略水肿。增强扫描后，实性区域强化。

4 ▷ **初级分析**

　　患者为青年男性，有外伤史。X 线片示右肱骨近端溶骨性骨质破坏，边界不清，可见病理性骨折、骨片陷落征，周围软组织未见明确异常。单依据平片，对病变定性困难。CT 片示病变位于干骺端，边界较清，有少量硬化边，内密度均匀，无骨膜反应，存在骨片陷落征。增强扫描后，局部 CT 值约 120Hu。结合年龄、病灶强化特点，首先考虑为骨巨细胞瘤。但骨巨细胞瘤多发生于骺板闭合后的骨端，与此病灶不相符，因此尚需要与富血供肿瘤，例如浆细胞瘤等相鉴别。MRI 示病灶内 T_1WI 偏低信号，T_2 压脂呈混杂中等偏低信号，周围软组织有炎性反应，首先考虑为骨巨细胞瘤，但不能完全除外嗜酸性肉芽肿的可能。

5 › 程晓光教授点评

　　患者男性，31 岁。外伤病史 3 周。右肱骨干骺端骨破坏，X 线片显示病变边界不清，但 CT 图像可明确病灶边界。在病理性骨折后，有骨膜反应。增强扫描后，病灶内 CT 值高于 100Hu。MRI 示 T_2 压脂局部低信号，需要考虑是否与出血有关。应当将骨巨细胞瘤作为鉴别诊断的第一位。不过，由于病灶边界略模糊，恶性病变不能除外，髓内小圆细胞肿瘤等要考虑在鉴别诊断中。综合而言，考虑为低级别恶性肿瘤。

最终诊断

　　骨巨细胞瘤。

病例 24

1 > 病　史

患者女性，19 岁。发现左肱骨近端包块 4 个月。

2 > 体格检查

左肱骨近端内侧扪及鸡蛋大小肿物，质硬、无活动，肩关节活动不受限。

3 > 影像检查

1）X 线影像表现：

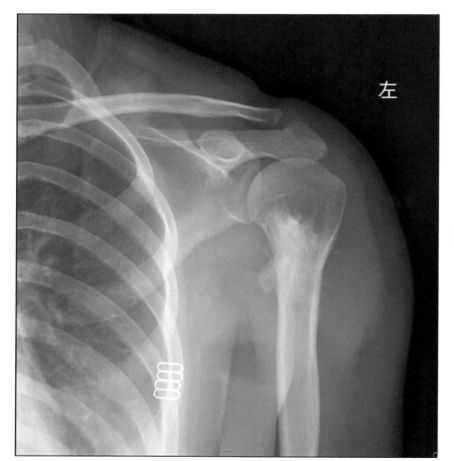

图 I-24-1　左肩关节正位片

征象描述： 左肱骨近端髓腔内大片高密度影，内侧局部骨质突起，软组织略肿胀。

2）CT 影像表现：

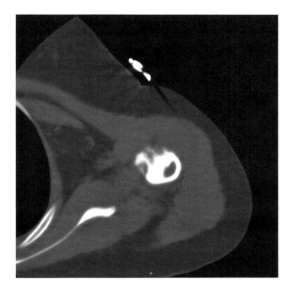

图 I-24-2　左肩关节 CT 平扫横断面骨窗

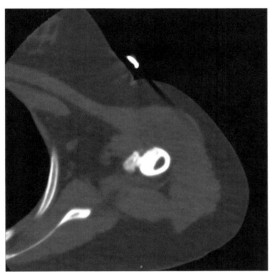

图 I-24-3　左肩关节 CT 平扫横断面骨窗

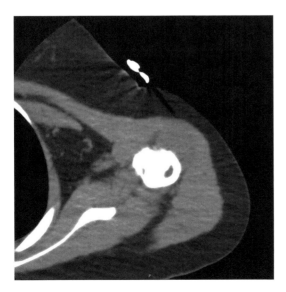

图 I-24-4　左肩关节 CT 平扫横断面软组织窗

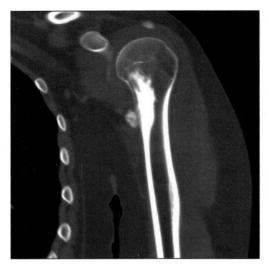 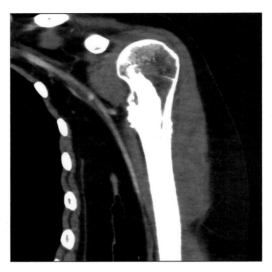

图Ⅰ-24-5　左肩关节 CT 平扫冠状面骨窗　　　　图Ⅰ-24-6　左肩关节 CT 增强后冠状面软组织窗

征象描述：左肱骨近端髓腔内高密度影，皮质旁骨性突起，边界不清，有软组织肿块。增强扫描示不均匀强化。

3）MRI 影像表现：

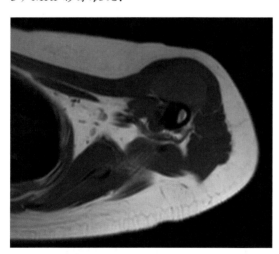

图Ⅰ-24-7　左肩关节 MRI 横断面 T$_1$WI

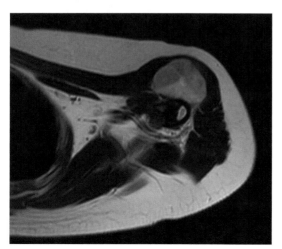

图Ⅰ-24-8　左肩关节 MRI 横断面 T$_2$WI

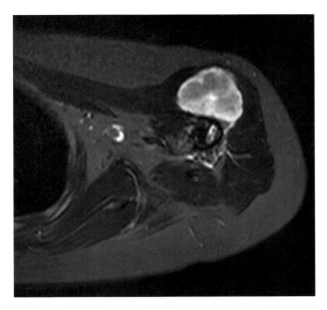

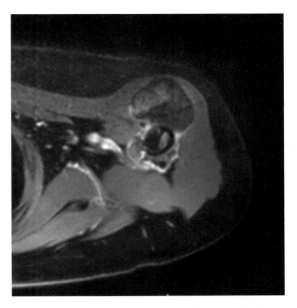

图 I-24-9　左肩关节 MRI 横断面脂肪抑制 T_2WI　　　　图 I-24-10　左肩关节 MRI 增强后横断面脂肪抑制 T_1WI

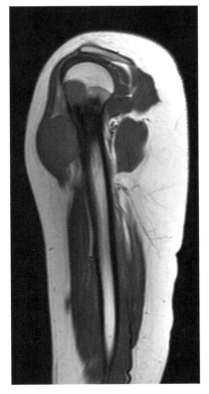

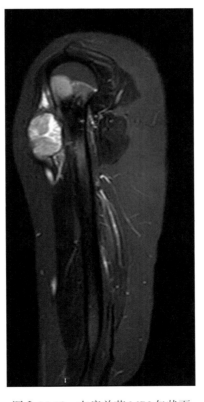

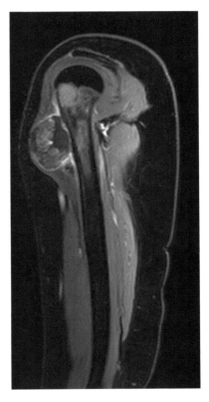

图 I-24-11　左肩关节 MRI 矢状面 T_1WI　　图 I-24-12　左肩关节 MRI 矢状面　　图 I-24-13　左肩关节 MRI 增强后
　　　　　　　　　　　　　　　　　　　　　　　脂肪抑制 T_2WI　　　　　　　　　　矢状面脂肪抑制 T_1WI

征象描述： 病灶呈 T_1WI 中等偏低信号，T_2 压脂混杂高信号。增强扫描示部分强化。

4 › 初级分析

患者为青年女性。X线片示左肱骨近端髓腔内大片高密度影，较致密，为不成熟的成骨，内侧局部骨质突起，软组织略肿胀，首先考虑为成骨性骨肉瘤。CT片示骨皮质旁骨性突起，边界不清，周围有软组织肿块，增强扫描呈不均匀强化，结合年龄，考虑为皮质旁骨肉瘤。MRI显示病灶范围更大，髓腔侵犯更明显，强化特点同CT图像相似，支持为皮质旁骨肉瘤。

5 › 程晓光教授点评

青年患者。X线片示左肱骨近端髓腔内密度增高，骨皮质病变向外生长，周围软组织肿胀。此种改变以骨肉瘤为最常见，但亦可为骨母细胞瘤、骨样骨瘤等。CT片显示髓腔密度增高，骨性肿块向外突出，伴有软组织肿块，但无明确瘤巢，因此可排除骨样骨瘤。MRI显示肿块明显、范围明确，与皮质关系密切，较符合经典骨肉瘤的表现。其他医师提出的皮质旁骨肉瘤不应存在如此大范围的髓腔侵犯，因此暂不考虑。综合考虑为恶性骨肿瘤，以骨肉瘤为最可能诊断。

最终诊断

软骨肉瘤（Ⅱ级）。

病例 25

1 › **病 史**

患者女性，16 岁。右肩胛骨疼痛伴肩关节活动受限 1 年，加重 1 个半月。穿刺术后。

2 › **体格检查**

右肩疼痛、活动受限。

3 › **影像检查**

1）X 线影像表现：

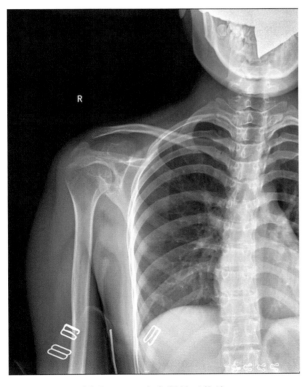

图 I-25-1　右肩胛骨正位片

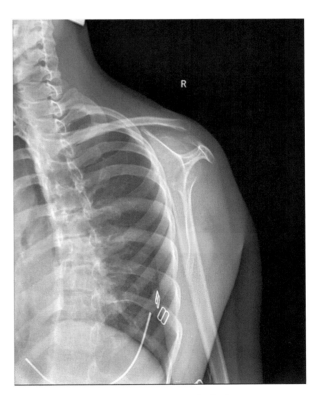

图 I-25-2　右肩胛骨侧位片

征象描述： 右肩胛盂及喙突膨胀性溶骨性骨破坏，边界尚清，无骨膜反应或软组织肿块。

2）CT 影像表现：

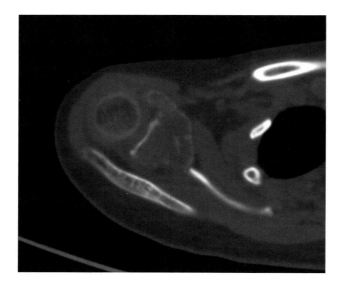

图 I-25-3　右肩关节 CT 平扫横断面骨窗

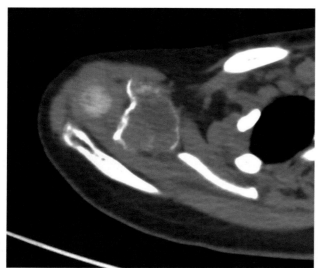

图 I-25-4　右肩关节 CT 平扫横断面软组织窗

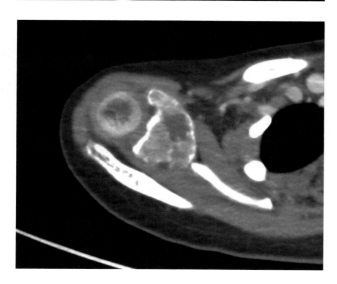

图 I-25-5　右肩关节 CT 增强后横断面软组织窗

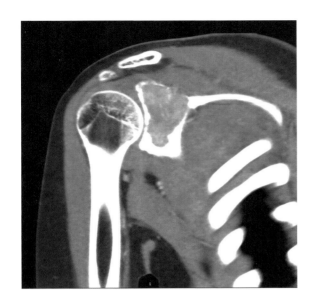

图 I-25-6　右肩关节 CT 增强后冠状面软组织窗

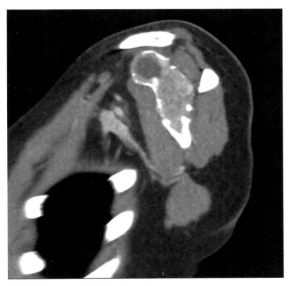

图 I-25-7　右肩关节 CT 增强后矢状面软组织窗

　　征象描述：右肩胛盂、喙突膨胀性骨破坏，边界尚清，有薄层骨包壳，周缘轻微硬化，内有散在点状、线形高密度影，无骨膜反应或软组织肿块。增强扫描后，内有囊变，实性成分强化明显。

3）MRI 影像表现：

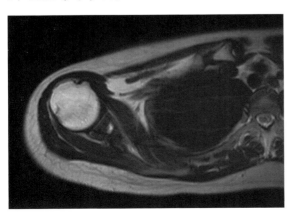

图 I-25-8　右肩关节 MRI 横断面 T$_2$WI

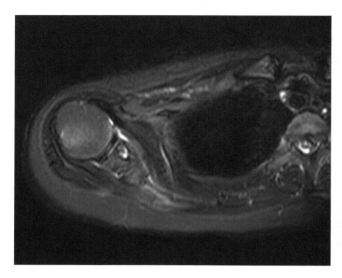

图 I-25-9　右肩关节 MRI 横断面脂肪抑制 T_2WI

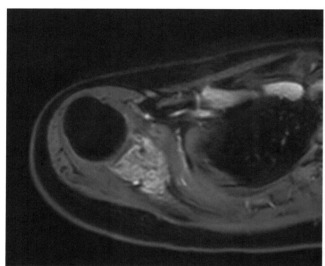

图 I-25-10　右肩关节 MRI 增强后横断面
　　　　　　脂肪抑制 T_1WI

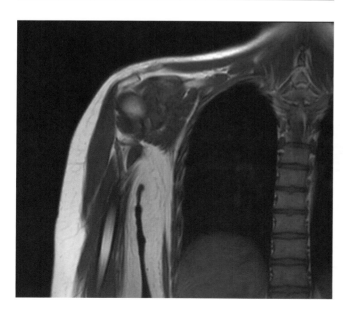

图 I-25-11　右肩关节 MRI 冠状面 T_1WI

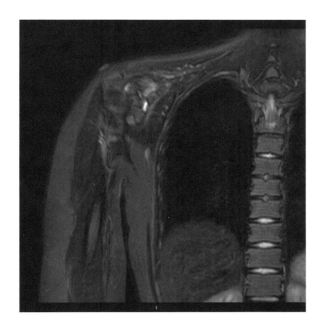

图 I-25-12　右肩关节 MRI 冠状面脂肪抑制 T_2WI

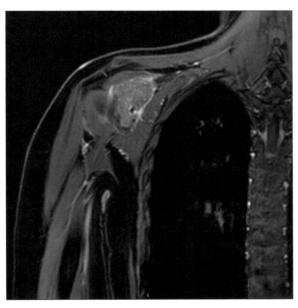

图 I-25-13　右肩关节 MRI 增强后冠状面脂肪抑制 T_1WI

征象描述： 病灶呈 T_1WI 偏低，T_2WI 中等偏低信号，内有囊性高信号。

④ 初级分析

　　患者为青少年女性。X 线片示右肩胛盂膨胀性溶骨性骨破坏，边界模糊，不易于判定病变良恶性。CT 片示右肩胛盂、喙突部位膨胀性骨破坏，边界尚清，具有薄层骨包壳，存在轻微硬化缘，无骨膜反应或软组织肿块。增强扫描后，实性成分明显强化。其中，病灶的膨胀性生长方式、强化特点较符合为骨巨细胞瘤，但发病年龄、发病部位（不规则骨）不支持此诊断，并且介于患者为青少年，尚需进一步除外嗜酸性肉芽肿的可能。MRI 示病灶内部为 T_2 压脂中等偏低信号，T_1WI 偏低信号，内有囊变区，由于患者入院前 2 个月曾行穿刺术，考虑为穿刺术后改变。周围软组织水肿不明显，据此可排除嗜酸性肉芽肿的可能。

5 › **程晓光教授点评**

　　青少年患者。X线片示右肩胛骨膨胀性改变，病灶边界较清，提示为偏良性病变。CT片显示病灶边界完整，有骨包壳，主体明显强化，其内的低密度区可能与穿刺有关。MRI示病灶周边无水肿，可除外嗜酸性肉芽肿的可能。病变的膨胀性特点、CT强化特点均支持诊断为骨巨细胞瘤，但发生于该部位的骨巨细胞瘤少见，并且患者年龄偏小，总体而言，影像特点不够典型，考虑为偏良性骨肿瘤。

最终诊断

　　骨巨细胞瘤。

肘关节病例

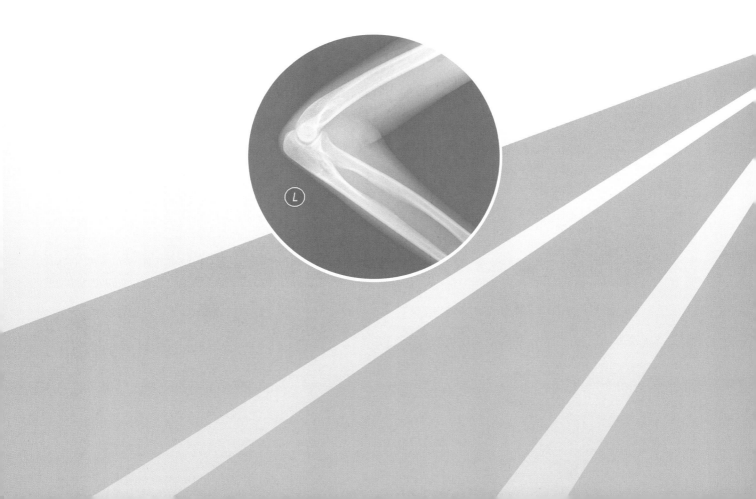

病例 1

1 › **病 史**

患者女性，31 岁。发现右上臂肿块 1 年，肿物逐渐增大。穿刺术后、化疗后。

2 › **体格检查**

右上臂中段前内侧触及肿物，位置深在、质硬、边界不清、活动度差，无压痛。

3 › **影像检查**

1）X 线影像表现：

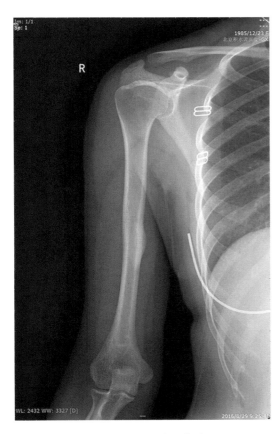 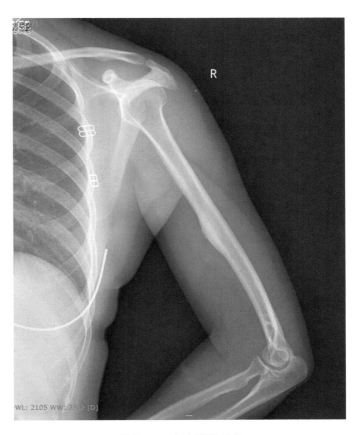

图Ⅱ-1-1　右上臂正位片　　　　　　　　图Ⅱ-1-2　右上臂侧位片

征象描述： 右肱骨中段内侧骨皮质增厚，相邻软组织增厚。

2）CT 影像表现：

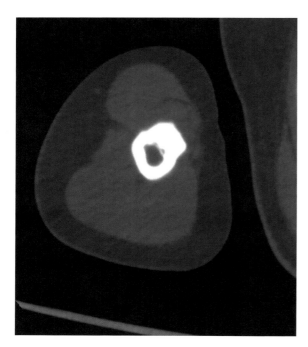

图 Ⅱ-1-3　右肱骨 CT 平扫横断面骨窗

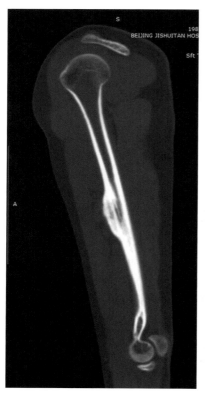

图 Ⅱ-1-4　右肱骨 CT 平扫矢状面
　　　　　　骨窗

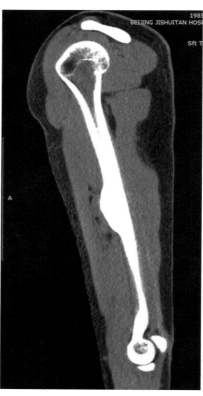

图 Ⅱ-1-5　右肱骨 CT 平扫矢状面
　　　　　　软组织窗

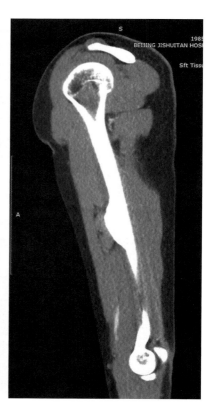

图 Ⅱ-1-6　右肱骨 CT 增强后矢状面
　　　　　　软组织窗

征象描述：右肱骨中段局部骨皮质增厚。增强扫描后，周围软组织肿块明显强化。

3）MRI 影像表现：

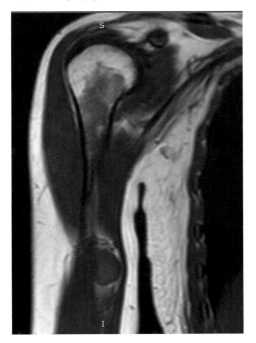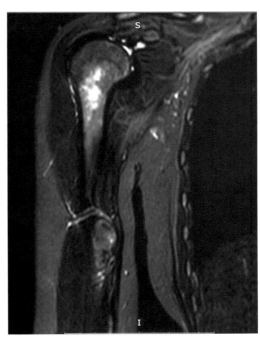

图Ⅱ-1-7　右肱骨 MRI 冠状面 T_1WI　　　　图Ⅱ-1-8　右肱骨 MRI 冠状面脂肪抑制 T_2WI

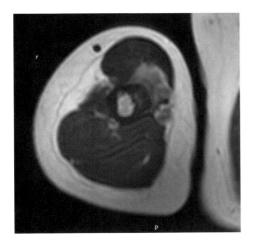

图Ⅱ-1-9　右肱骨 MRI 横断面 T_2WI

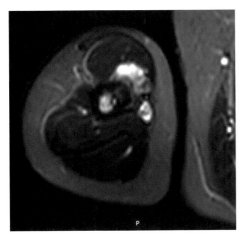

图Ⅱ-1-10　右肱骨 MRI 横断面脂肪抑制 T_2WI

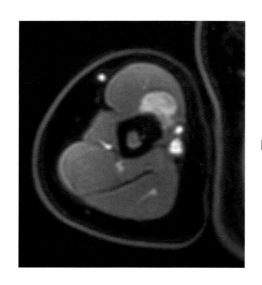

图Ⅱ-1-11　右肱骨 MRI 增强后横断面脂肪抑制 T_1WI

征象描述： 右肱骨中上段髓腔内信号异常，周围软组织肿块，增强扫描后，肿块强化。

4 › 初级分析

X 线片示右肱骨中段局部骨皮质增厚，皮质结构虽然存在但显示不清晰，周围软组织增厚。CT 片示右肱骨中段偏前内侧骨皮质成骨性改变，局部无明显骨膜反应，周围软组织肿块形成，增强扫描后，肿块呈明显强化，考虑为恶性肿瘤可能性大。MRI 示病变区骨皮质形态改变，但信号改变不明显，倾向为骨旁病变。但是若考虑为骨旁病变，则右肱骨中上段髓内异常信号难以解释。

5 › 程晓光教授点评

病灶穿刺及化疗后。右肱骨中段内侧局部骨皮质增厚，周围有软组织肿块，与骨的关系密切。MRI 示病灶内部为 T_2 压脂高信号，增强扫描后明显强化。一般而言，在髓腔内病变伴有骨皮质增厚、肿块时，需考虑尤文肉瘤的可能。但因患者有化疗病史，因此影像性质难定，例如血管瘤引起的骨膜反应亦可出现此等影像表现，只是血管瘤不采用化疗治疗而已。

最终诊断

尤文肉瘤。

病例 2

1 › 病 史

患者男性，20 岁。右肘疼痛 11 个月、活动受限 2 个月。穿刺后。

2 › 体格检查

右肘关节未及明显包块，无明显压痛。

3 › 影像检查

1）X 线影像表现：

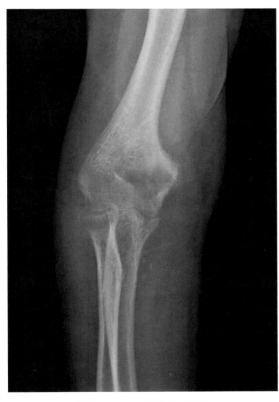

图Ⅱ-2-1 右肘关节正位片

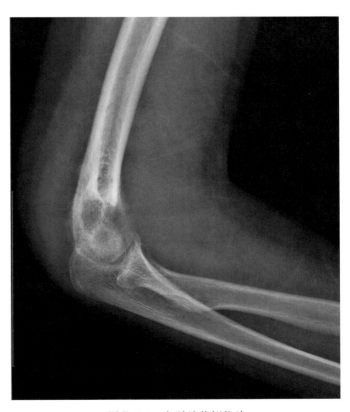

图Ⅱ-2-2 右肘关节侧位片

征象描述：右肱骨远端内侧溶骨性骨质破坏，边界欠清，有花边状骨膜反应。右肘关节诸骨骨质密度减低。

2）CT 影像表现：

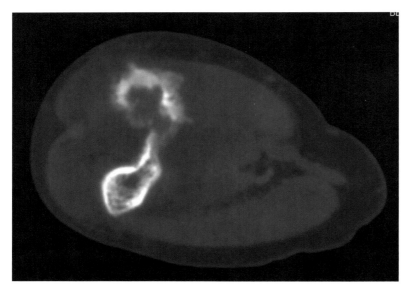

图Ⅱ-2-3　右肘关节 CT 平扫横断面骨窗

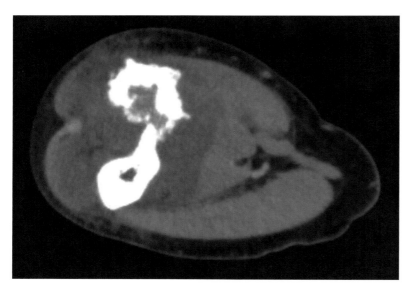

图Ⅱ-2-4　右肘关节 CT 平扫横断面
软组织窗

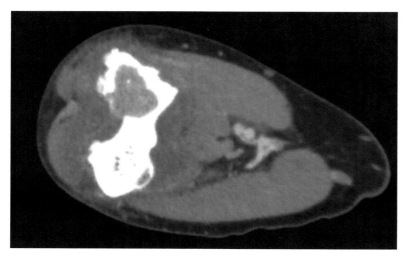

图Ⅱ-2-5　右肘关节 CT 增强后横断面
软组织窗

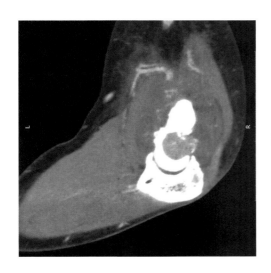

图Ⅱ-2-6　右肘关节 CT 增强后矢状面软组织窗

征象描述：右肱骨远端偏尺侧骨质破坏，内有多发点状钙化，实性成分强化明显，有不规则形骨膜反应，周围软组织肿胀。

4 ❯ 初级分析

X 线片示右肱骨远端内侧溶骨性骨质破坏，边界欠清，可见花边样骨膜反应，周围软组织肿胀。右肘关节诸骨呈骨质疏松改变，肘关节面呈继发性骨性关节炎改变。CT 片示病灶边缘硬化，部分区域境界欠清，内有多发点状钙化灶，增强扫描后，病灶强化明显，周围存在花边样骨膜反应，周围软组织肿胀，内有气体密度影，考虑为感染可能性大。鉴别诊断为骨巨细胞瘤、软骨母细胞瘤。

5 ❯ 程晓光教授点评

右肱骨远端内侧偏心性骨质破坏，边界清，有骨膜反应，肘关节间隙尚正常，CT 平扫示病灶周围反应骨较多，内有钙化。CT 增强图像示病灶明显强化、周围软组织水肿，考虑为骨母细胞瘤或软骨母细胞瘤。其内点状气体密度影可能与穿刺有关。

最终诊断

软骨母细胞瘤。

病例 3

1 › 病 史

患者男性，19 岁。右上臂远端疼痛（夜间疼痛尤剧）、活动受限 1 年半。

2 › 体格检查

右上臂无明显肿胀，肌肉较对侧轻度萎缩，局部无明显包块。

3 › 影像检查

1）X 线影像表现：

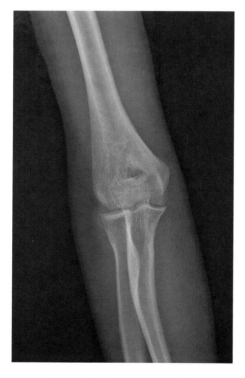

图Ⅱ-3-1 右肘关节正位片

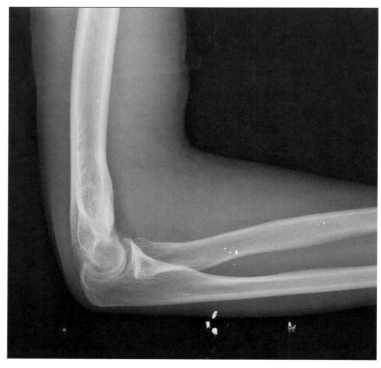

图Ⅱ-3-2 右肘关节侧位片

征象描述： 右肱骨远端前内侧区域骨质密度增高，骨皮质略增厚。

2）CT 影像表现：

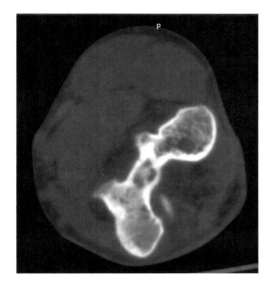

图Ⅱ-3-3　右肘关节 CT 平扫横断面骨窗

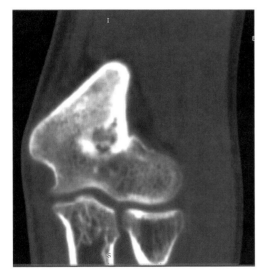

图Ⅱ-3-4　右肘关节 CT 平扫冠状面骨窗

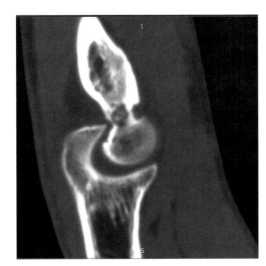

图Ⅱ-3-5　右肘关节 CT 平扫矢状面骨窗

征象描述： 右肱骨远端松质骨内透亮区，中央有小致密影，周缘硬化。

3）MRI 影像表现：

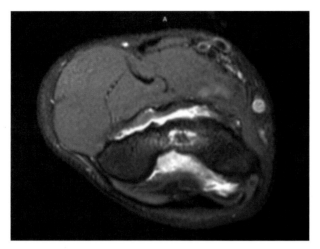

图Ⅱ-3-6　右肘关节 MRI 横断面脂肪抑制 T_2WI

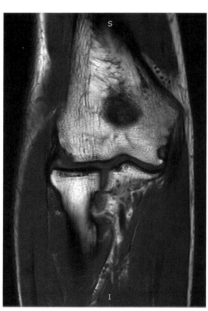

图Ⅱ-3-7　右肘关节 MRI 冠状面 T_1WI

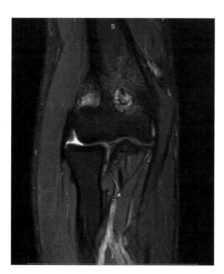

图Ⅱ-3-8　右肘关节 MRI 冠状面脂肪抑制 T_2WI

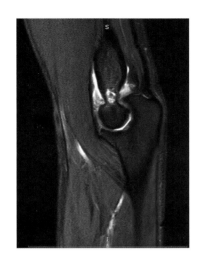

图 II-3-9　右肘关节 MRI 矢状面脂肪抑制 T_2WI

征象描述： 右肱骨远端病灶呈长 T_1 长 T_2 异常信号影，内有点状低信号影，周围组织明显水肿。

4 › 初级分析

X 线片示右肱骨远端前内侧区域骨质密度增高、皮质略增厚，肘关节对位正常，周围软组织无明显肿胀。CT 片示右肱骨远端松质骨内低密度骨质破坏区，其内有点状致密影，边缘硬化，结合夜间疼痛病史，考虑为骨样骨瘤。MRI 表现为长 T_1 长 T_2 异常信号，内有点状低信号，并且肘关节水肿明显，符合骨样骨瘤的炎性反应性改变。诊断为骨样骨瘤。

5 › 程晓光教授点评

右肱骨下段局部骨皮质增厚，内有骨质破坏区，中央为高密度影（死骨？瘤巢？），周围为增生反应，考虑为良性病灶，骨样骨瘤可能性大，鉴别诊断为骨母细胞瘤。

最终诊断

骨样骨瘤。

病例 4

1 › **病 史**

患者女性，17 岁。右上臂疼痛 2 月余。穿刺术后。

2 › **体格检查**

右上臂远端局部深压痛。

3 › **影像检查**

1）X 线影像表现：

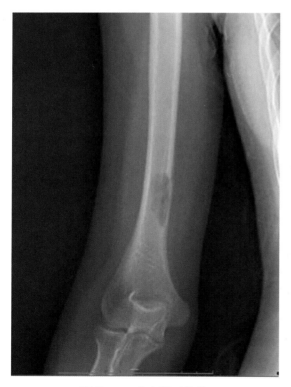 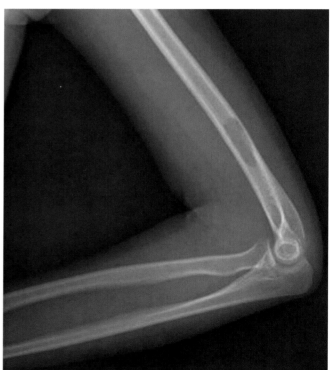

图Ⅱ-4-1 右上臂正位片   图Ⅱ-4-2 右上臂侧位片

征象描述： 右肱骨下段局灶性溶骨破坏。

2）CT 影像表现：

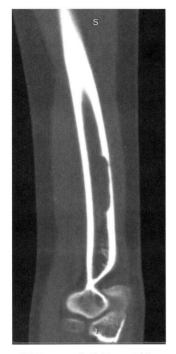 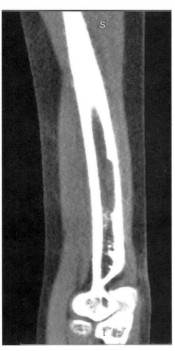 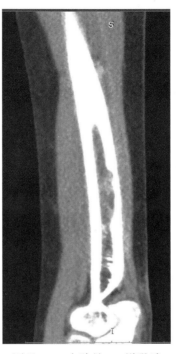

图Ⅱ-4-3　右肱骨 CT 平扫　　　图Ⅱ-4-4　右肱骨 CT 平扫　　　图Ⅱ-4-5　右肱骨 CT 增强后
　　　　　矢状面骨窗　　　　　　　　　　　矢状面软组织窗　　　　　　　　　矢状面软组织窗

征象描述： 右肱骨下段溶骨性骨质破坏，沿肱骨长轴生长，边界清晰，无骨外软组织肿块。增强后，呈不均匀强化。

3）MRI 影像表现：

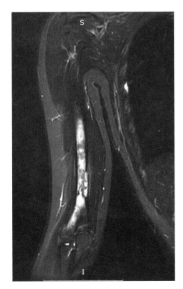 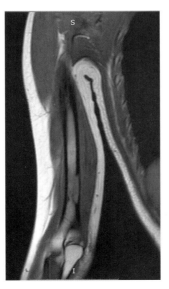 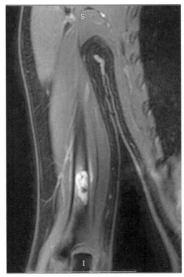

图Ⅱ-4-6　右肱骨 MRI 冠状面　　图Ⅱ-4-7　右肱骨 MRI 冠状面　图Ⅱ-4-8　右肱骨 MRI 增强后冠状
　　　　　脂肪抑制 T$_2$WI　　　　　　　　　T$_1$WI　　　　　　　　　　面脂肪抑制 T$_1$WI

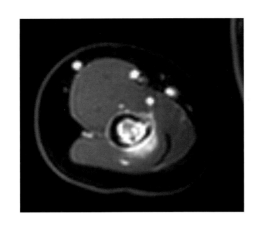

图Ⅱ-4-9　右肱骨 MRI 增强后横断面脂肪抑制 T_1WI

征象描述：右肱骨下段病灶呈 T_1WI 等低信号、T_2WI 不均匀高信号，局部骨皮质变薄，周围骨髓水肿。增强后，呈不均匀强化。

4 ▸ 初级分析

患者为青少年。X 线片示右肱骨下段局限性溶骨性骨质破坏，病变长轴与肱骨长轴一致，周围骨皮质变薄，无明显骨膜反应。CT 片未示明显软组织肿块，无硬化边，增强扫描后，局部强化明显，考虑为嗜酸性肉芽肿，但是不能除外恶性肿瘤的可能。MRI 示病变周围髓腔骨髓水肿，变薄的骨皮质外有条形水肿信号，考虑为嗜酸性肉芽肿，需与骨髓炎鉴别，一般情况下，骨髓炎的临床症状较重，与该病不符，不予考虑。

5 ▸ 程晓光教授点评

患者为青少年。X 线片示右肱骨骨干病变，边界清楚，有骨膜反应，局部骨皮质增厚，考虑为嗜酸性肉芽肿的可能性大。CT 片未示软组织肿块，增强扫描后，内部明显强化，可除外尤文肉瘤。MRI 示病变水肿明显，增强后，组织强化，考虑为嗜酸性肉芽肿。

最终诊断

朗格汉斯细胞组织细胞增多症（嗜酸性肉芽肿）。

病例 5

1 › 病 史

患者男性，20 岁。6 年前无明显诱因发现左肘部包块，1 年前发现包块逐渐增大，伴有疼痛。于 2017 年 1 月穿刺活检、并行放化疗。

2 › 体格检查

右肘部外侧触及 4cm × 3cm 的包块，质硬，活动度差，局部压痛。

3 › 影像检查

1）X 线影像表现：

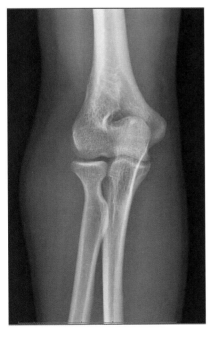

图 Ⅱ-5-1　右肘关节正位片

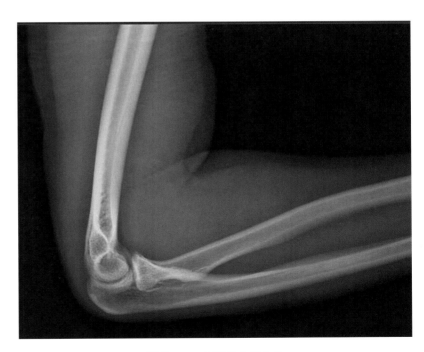

图 Ⅱ-5-2　右肘关节侧位片

征象描述：右肘关节外侧软组织肿胀，骨质无明显异常。

2）CT 影像表现：

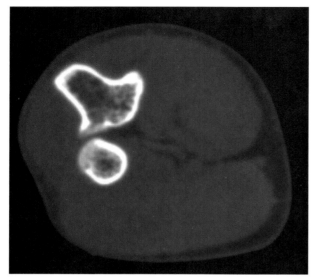

图Ⅱ-5-3　右肘关节 CT 平扫横断面骨窗

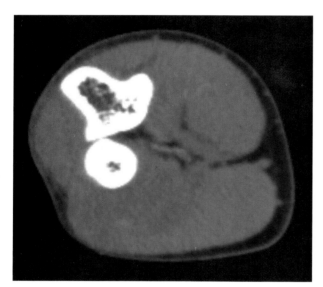

图Ⅱ-5-4　右肘关节 CT 平扫横断面软组织窗

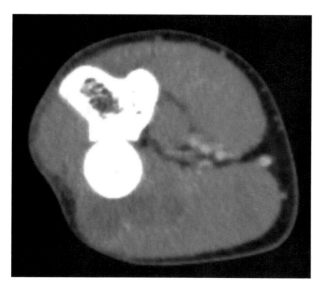

图Ⅱ-5-5　右肘关节 CT 增强后横断面软组织窗

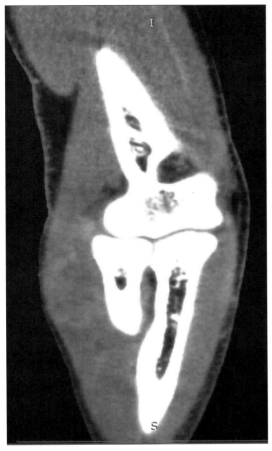
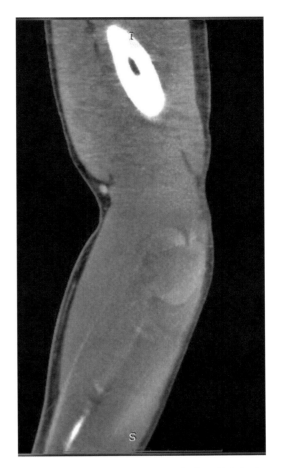

图Ⅱ-5-6　右肘关节 CT 增强后冠状面软组织窗　　　图Ⅱ-5-7　右肘关节 CT 增强后矢状面软组织窗

征象描述： 右肘关节周围软组织肿块，密度欠均匀、边界不清。增强后，呈花环状强化。邻近骨质无明显异常。

3）MRI 影像表现：

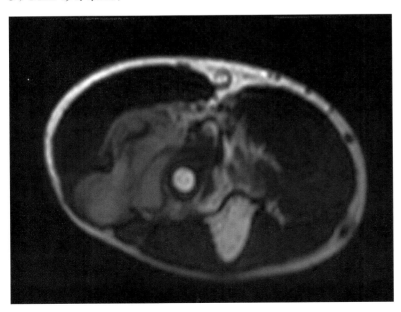

图Ⅱ-5-8　右肘关节 MRI 横断面 T$_2$WI

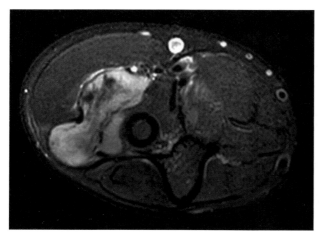

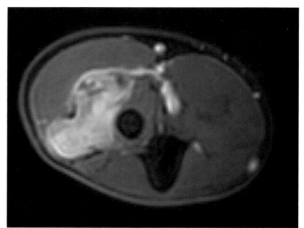

图Ⅱ-5-9　右肘关节 MRI 横断面脂肪抑制 T₂WI　　　　图Ⅱ-5-10　右肘关节 MRI 增强后横断面
　　　　　　　　　　　　　　　　　　　　　　　　　　　　　　脂肪抑制 T₁WI

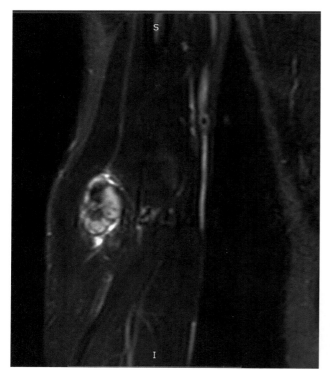

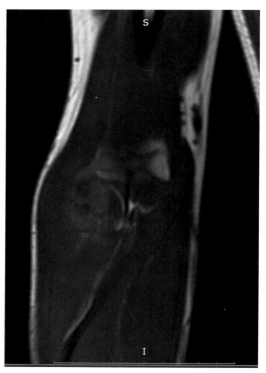

图Ⅱ-5-11　右肘关节 MRI 冠状面脂肪抑制 T₂WI　　　　图Ⅱ-5-12　右肘关节 MRI 冠状面 T₁WI

征象描述：右肘关节偏桡侧软组织肿块，呈 T₁WI 等信号、T₂压脂混杂高信号，增强扫描后，呈不均匀强化。

4　初级分析

　　患者为青年男性。X 线片示右肘关节外侧软组织肿胀，无明显骨质破坏。CT 片示右肘关节软组织包块，包绕尺桡骨近端，密度欠均匀、边界不清，增强后，边界显示较清，为花环状强化，其内存在片状低密度影。邻近骨质无明显异常。结合患者病史较长，考虑为偏良性病变。MRI 示病灶位于桡骨近端外侧，形态类梭形，于 T_1WI、T_2 压脂序列图像观察到低信号，考虑为硬纤维瘤。鉴别诊断为神经源性肿瘤、滑膜肉瘤。

5 › 程晓光教授点评

于 X 线片，无法明确右肘关节桡侧是否存在软组织肿块。CT 片示桡骨头周围软组织肿块，密度略低，边界不清，增强后明显强化，无明显骨质破坏。MRI 示右肘关节桡侧软组织肿块，边界模糊，强化明显。首先考虑为硬纤维瘤，鉴别诊断为滑膜肉瘤。

最终诊断

透明细胞肉瘤。

病例 6

1 › 病　史

患者男性，22 岁。右前臂疼痛 5 年，疼痛加重伴肘关节伸直受限 3 年。穿刺术后。

2 › 体格检查

右肘屈曲畸形，前臂近端肿物隆起，质硬。

3 › 影像检查

1）X 线影像表现：

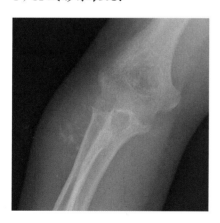

图Ⅱ-6-1　右肘关节正位片

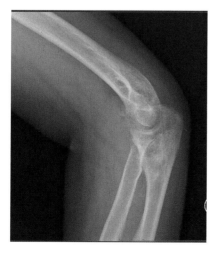

图Ⅱ-6-2　右肘关节侧位片

征象描述：右肘关节骨质破坏，周围软组织肿块，内有条索状高密度影。

2）CT 影像表现：

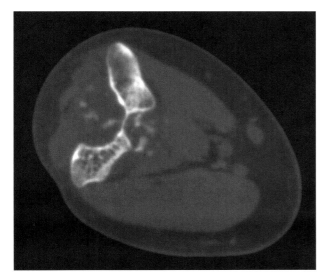

图 Ⅱ-6-3　右肘关节 CT 平扫横断面骨窗

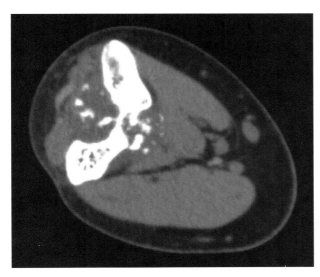

图 Ⅱ-6-4　右肘关节 CT 平扫横断面软组织窗

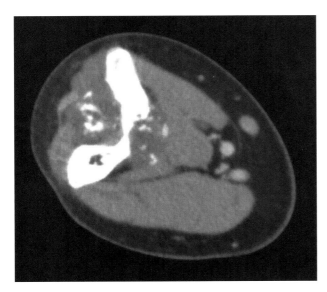

图 Ⅱ-6-5　右肘关节 CT 增强后横断面软组织窗

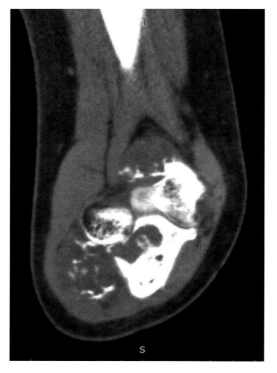

图Ⅱ-6-6 右肘关节 CT 平扫冠状面软组织窗

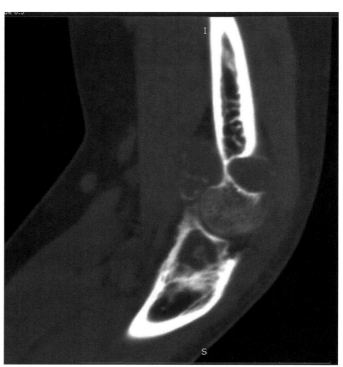

图Ⅱ-6-7 右肘关节 CT 平扫矢状面骨窗

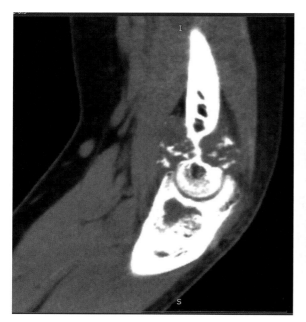

图Ⅱ-6-8 右肘关节 CT 平扫矢状面软组织窗

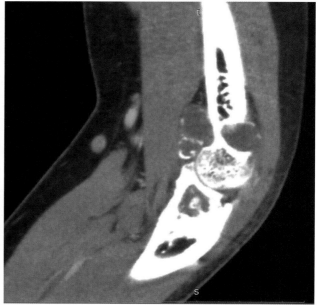

图Ⅱ-6-9 右肘关节 CT 增强后矢状面软组织窗

征象描述：右尺桡骨近端骨质破坏，边界不清，肘关节内有不规则形软组织肿块，内有多发分隔、散在高密度影，增强后，轻度强化。

3）MRI 影像表现：

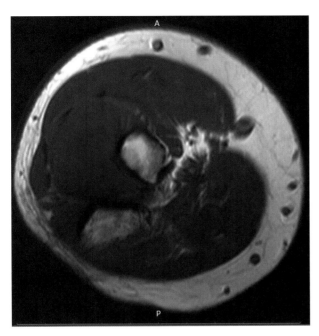

图 II-6-10　右肘关节 MRI 横断面 T$_1$WI

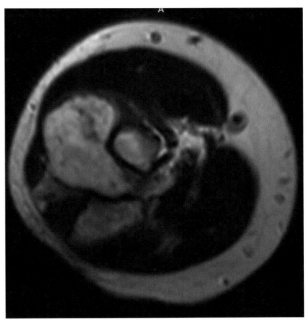

图 II-6-11　右肘关节 MRI 横断面 T$_2$WI

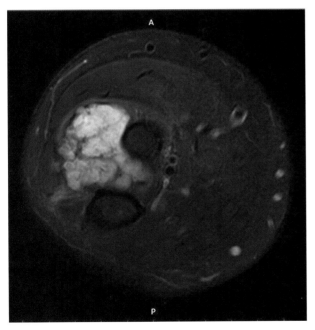

图 II-6-12　右肘关节 MRI 横断面脂肪抑制 T$_2$WI

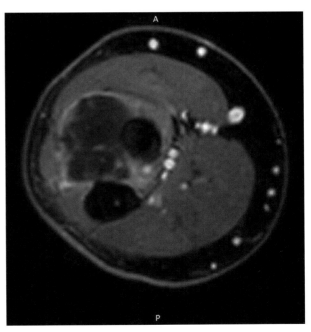

图 II-6-13　右肘关节 MRI 增强后脂肪抑制 T$_1$WI

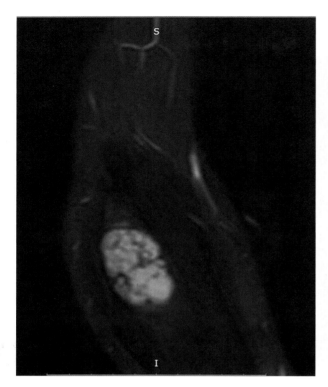

图Ⅱ-6-14　右肘关节 MRI 矢状面脂肪抑制 T_2WI

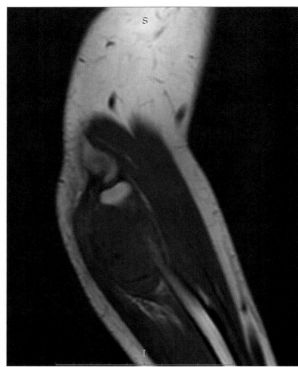

图Ⅱ-6-15　右肘关节 MRI 矢状面 T_1WI

征象描述：病灶呈 T_1 等低信号、T_2 高信号，内有小分隔。增强后，呈边缘及分隔样强化。

4 › 初级分析

患者为青年男性。X 线片示右肘关节骨质破坏，内部密度不均匀，周围软组织肿块，肿块内有条索样高密度影，倾向为关节炎性病变，例如滑膜骨软骨瘤病。CT 片示右肘关节周围软组织肿块，内有分隔样钙化，增强后，强化不明显，呈边缘及分隔样强化，首先考虑为软骨来源肿瘤。MRI 示病灶内有软骨基质，考虑为软骨来源肿瘤。但软骨来源肿瘤较少跨关节生长，鉴别诊断需考虑滑膜骨软骨瘤病的可能。

5 › 程晓光教授点评

X 线片示右肘关节强迫体位，桡侧软组织内含有钙化灶，关节间隙无明显异常。CT 片示关节内多发细小钙化，关节间隙宽带尚正常，可除外炎症、结核等病变，增强扫描后，病灶强化不明显，首先考虑为滑膜骨软骨瘤病，但是存在不支持此诊断的影像征象：滑膜骨软骨瘤病较少如此严重地侵蚀骨质。其次考虑为软骨肉瘤，但是软骨肉瘤应是以肿瘤为中心膨胀发展，很少侵犯关节腔。MRI 示关节腔内含有大量软骨基质，增强后不强化。综合而言，倾向为滑膜骨软骨瘤病，需与软骨肉瘤相鉴别。

最终诊断

软骨肉瘤。

<h2>病例 7</h2>

<h3>1 › 病 史</h3>

患者女性，47岁。左肘部疼痛8个月。穿刺术后。

<h3>2 › 体格检查</h3>

肘部深在包块，界清、质韧、光滑、活动度好，无压痛。

<h3>3 › 影像检查</h3>

1）X线影像表现：

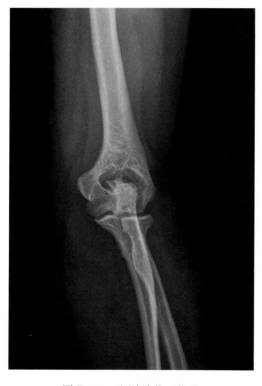

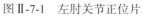

图Ⅱ-7-1 左肘关节正位片

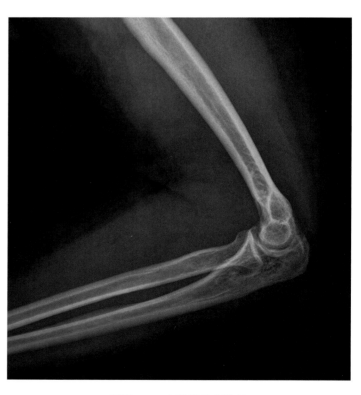

图Ⅱ-7-2 左肘关节侧位片

征象描述： 左肱骨远端、尺骨鹰嘴骨质破坏，边界清晰，周围软组织肿胀，关节间隙无明显狭窄。

2）CT 影像表现：

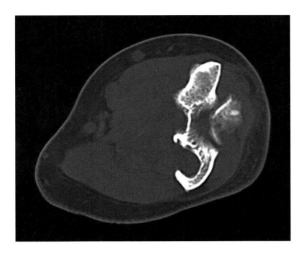

图 II-7-3　左肘关节 CT 平扫横断面骨窗

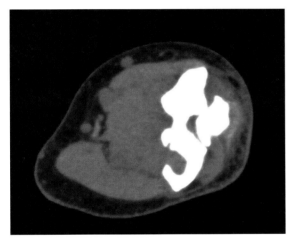

图 II-7-4　左肘关节 CT 平扫横断面软组织窗

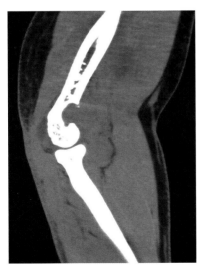 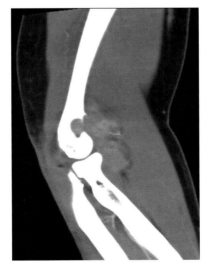 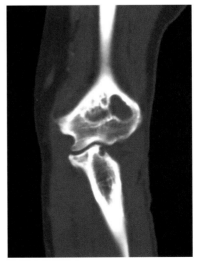

图 II-7-5　左肘关节 CT 平扫矢状面　　图 II-7-6　左肘关节 CT 增强后矢状　　图 II-7-7　左肘关节 CT 平扫冠状面
　　　　软组织窗　　　　　　　　　　　　面软组织窗　　　　　　　　　　　骨窗

征象描述： 左肘关节囊增厚，肱骨远端、尺骨鹰嘴处骨质破坏。增强后，软组织成分明显强化。

3）MRI 影像表现：

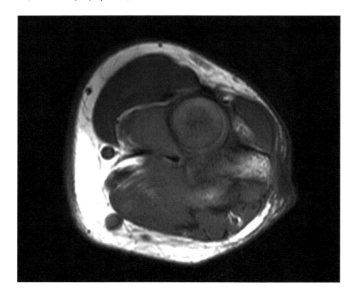

图 II-7-8　左肘关节 MRI 横断面 T$_1$WI

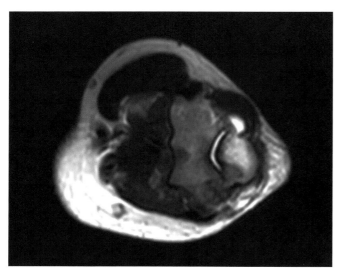

图 II-7-9　左肘关节 MRI 横断面 T$_2$WI

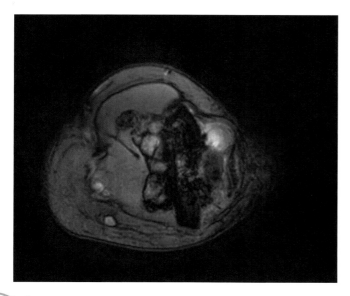

图 II-7-10　左肘关节 MRI 横断面 GRE

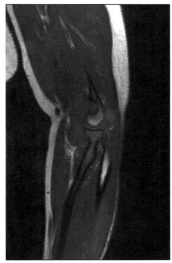

图 II-7-11　左肘关节 MRI 矢状面 T_1WI

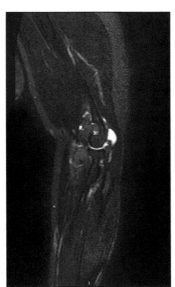

图 II-7-12　左肘关节 MRI 矢状面脂肪抑制 T_2WI

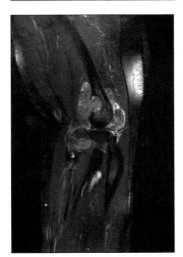

图 II-7-13　左肘关节 MRI 增强后矢状面脂肪抑制 T_1WI

征象描述：左肘关节滑膜明显增厚，呈团块状，侵蚀破坏肱骨远端、尺骨鹰嘴骨质，存在 GRE 序列低信号。增强扫描后，不均匀强化。

4 › **初级分析**

患者为中年女性。X 线片示左侧肱骨远端、尺骨鹰嘴骨质破坏，并有软组织肿块，关节对位及间隙尚可。CT 片示左肘关节多囊状骨质破坏，均与关节相通，边界清晰，软组织肿块沿关节囊分布，考虑滑膜来源病变。骨质破坏灶系由增厚的滑膜外压侵蚀而成，其他关节改变不明显，为典型 PVNS 的表现。增强扫描可见结节状、小叶状滑膜增生。MRI 示各序列存在低信号影，为含铁血黄素沉积。诊断为色素沉着绒毛结节性滑膜炎（PVNS）。

5 › **程晓光教授点评**

X 线片示左肘关节间隙正常，且无骨质疏松改变，因此判断为关节内病变。CT 片示骨质破坏是由增生的滑膜外压侵蚀而成。MRI 示病灶内具有特征性的含铁血黄素沉着。因此，判断此病例为较典型的色素沉着绒毛结节性滑膜炎（PVNS）。需与沉积类病变如痛风、无特殊原因的滑膜炎以及血友病性关节炎等相鉴别。PVNS 有几大特点：①影像表现严重而临床症状轻微；②无骨质疏松；③关节间隙正常。

最终诊断

色素沉着绒毛结节性滑膜炎（PVNS）。

病例 8

1 › 病 史

患者男性，28 岁。右上臂疼痛（夜间较重）、不适 1 个月，可自行缓解。

2 › 体格检查

肿物质硬，无压痛，肘关节伸直受限。

3 › 影像检查

1）X 线影像表现：

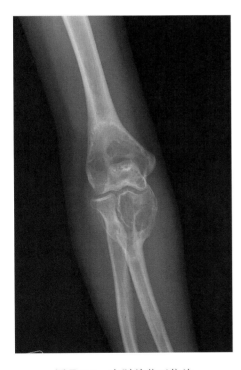

图 Ⅱ-8-1　右肘关节正位片

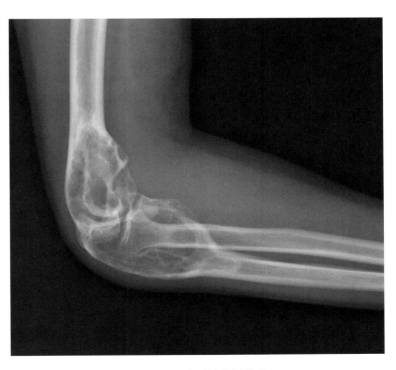

图 Ⅱ-8-2　右肘关节侧位片

征象描述： 右肱骨远端、尺骨上段膨胀性骨质破坏，边界清晰，边缘硬化，内有分隔。关节间隙无明显狭窄。

2）CT 影像表现：

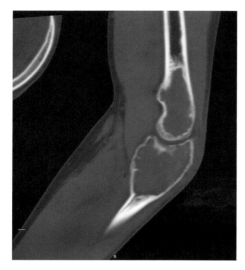

图Ⅱ-8-3　右肘关节 CT 平扫矢状面骨窗

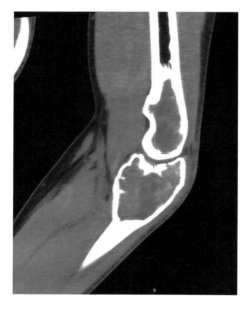

图Ⅱ-8-4　右肘关节 CT 平扫矢状面软组织窗

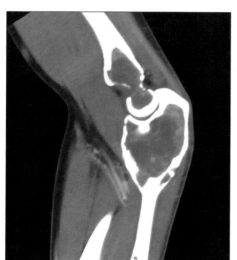

图Ⅱ-8-5　右肘关节 CT 增强后矢状面软组织窗

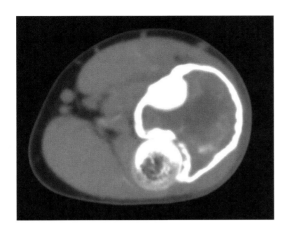

图Ⅱ-8-6　右肘关节CT平扫横断面软组织窗

征象描述：右肱骨远端、尺骨上段膨胀性骨质破坏，病灶内密度不均匀，存在少量类骨质样高密度，局部骨皮质不连续，无明显软组织肿块。增强扫描后，病灶轻中度强化。

4 › 初级分析

患者为青年男性。X线片示右肱骨远端、尺骨上段膨胀性骨质破坏。CT片示病灶局限于骨包壳内，边缘硬化，未见软组织肿块。密度不均匀，内有磨玻璃样高密度，为纤维结构不良特征性表现，也是与多中心骨巨细胞瘤、甲状旁腺机能亢进所致棕色瘤的鉴别要点。局部骨皮质不连续，可能合并有病理性骨折。增强扫描后，病灶轻中度不均匀强化，提示病灶尚处于活动期。当病灶偏于静止期时，可不强化、囊变、出现脂肪成分。

5 › 程晓光教授点评

患者为青年男性。X线片示左肘关节多发膨胀性骨质破坏，无骨质疏松背景，关节间隙正常，考虑良性肿瘤。CT片示多中心、膨胀性骨质破坏，密度不均匀且病灶边缘具有片状磨玻璃样改变，考虑为多发纤维结构不良。需要与多中心骨巨细胞瘤鉴别：多中心骨巨细胞瘤发病率极低，且该病灶的CT强化方式不符合骨巨细胞瘤的影像特点。

最终诊断

纤维结构不良。

病例 9

1 **> 病 史**

患者女性，77岁。4年前无明显诱因发现左肘前内侧包块，约4cm×3cm。半年前发现包块增大，生长快速。

2 **> 体格检查**

左肘触及质硬包块，约6cm×3cm×3cm，边界尚清，无明显压痛。

3 **> 影像检查**

1）X线影像表现：

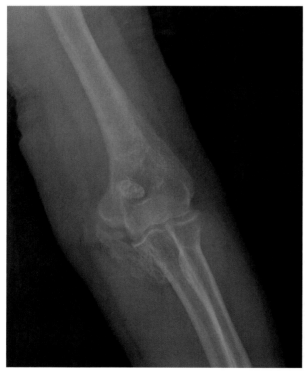

图Ⅱ-9-1　左肘关节正位片

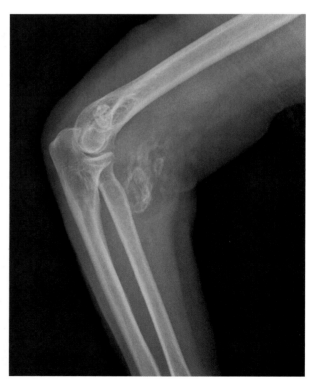

图Ⅱ-9-2　左肘关节侧位片

征象描述：左肘关节前方软组织肿块，内有混杂高密度影，左肘关节诸骨骨质无明显破坏。

2）CT 影像表现：

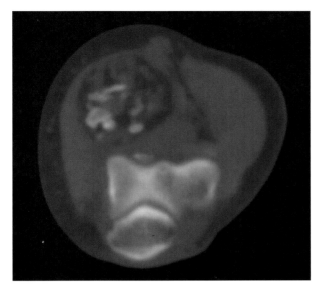
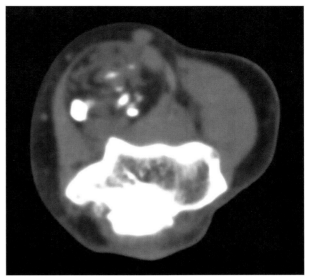

图Ⅱ-9-3　左肘关节 CT 平扫横断面骨窗　　　　图Ⅱ-9-4　左肘关节 CT 平扫横断面软组织窗

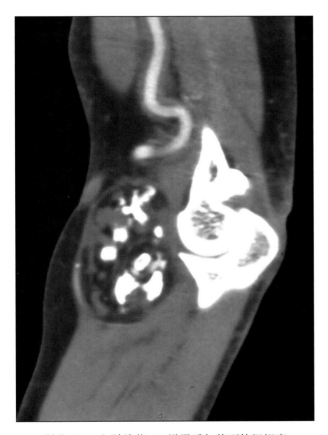
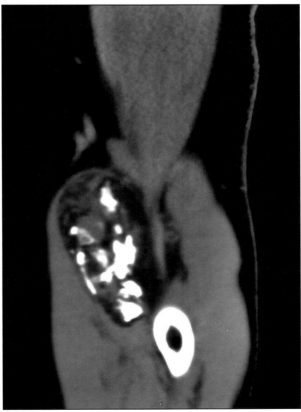

图Ⅱ-9-5　左肘关节 CT 增强后矢状面软组织窗　　图Ⅱ-9-6　左肘关节 CT 增强后冠状面软组织窗

征象描述： 左肘关节前方肌间隙内肿块，内有软组织、钙化及脂肪密度影，边界清晰。增强后，无明显强化。鹰嘴窝内高密度影。

3）MRI 影像表现：

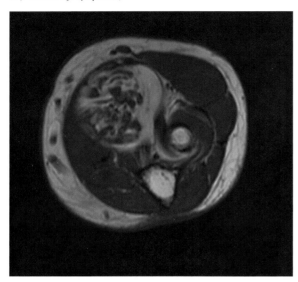

图Ⅱ-9-7　左肘关节 MRI 横断面 T_1WI

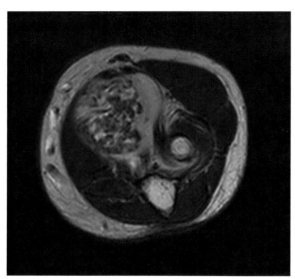

图Ⅱ-9-8　左肘关节 MRI 横断面 T_2WI

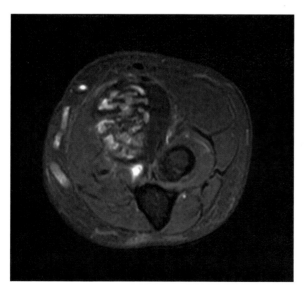

图Ⅱ-9-9　左肘关节 MRI 横断面脂肪抑制 T_2WI

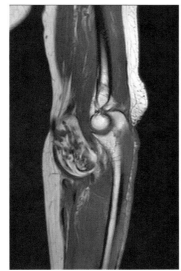

图 Ⅱ-9-10　左肘关节 MRI 矢状面 T_1WI

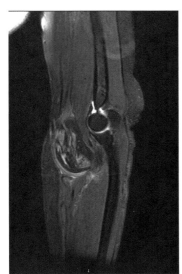

图 Ⅱ-9-11　左肘关节 MRI 矢状面脂肪抑制 T_2WI

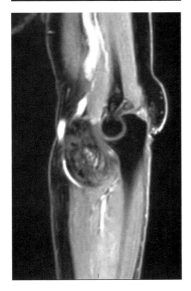

图 Ⅱ-9-12　左肘关节 MRI 增强后矢状面脂肪抑制 T_1WI

征象描述：左肘关节前方肿块，信号混杂。增强扫描后，无明显强化，肿块推压肘部血管。

4 > **初级分析**

　　患者为老年女性，病程较长。X 线片示左肘关节前方软组织肿块，内有混杂高密度影，关节诸骨骨质无明确破坏，关节间隙无明显狭窄，关节面骨质硬化。CT 片及 MRI 显示肘关节前方病灶与肘关节骨质无明确关系，与关节腔关系不明确。病灶内含有软组织、脂肪、钙化等多种成分，其中存在迂曲蜿蜒的条索影，类似血管瘤样病变，但由于病灶强化不明显，可以考虑为已然成熟的血管瘤，鉴别诊断为脂肪瘤或脂肪肉瘤。除主要病灶外，鹰嘴窝内可见高密度影：或为骨性关节炎的游离体，或为滑膜骨软骨瘤病，倾向前者。

5 > **程晓光教授点评**

　　X 线片示左肘骨质无明显破坏，关节间隙正常，判断病灶位于关节外，为软组织肿瘤。CT 片、MRI 示肘关节前方的病灶内含有软组织、脂肪、钙化等多种成分，与肘关节关系不密切，强化不明显，类似畸胎瘤样病变；鹰嘴窝内高密度影，倾向为滑膜骨软骨瘤病。

最终诊断

　　血管脂肪瘤可能（穿刺病理结果）。

病例 10

1 > **病　史**

患者女性，14 岁。左肘关节疼痛 2 个月，加重伴肿胀半个月。既往有反复左侧桡骨小头半脱位病史。

2 > **体格检查**

左肘关节压痛、局部肿胀。

3 > **影像检查**

1）X 线影像检查：

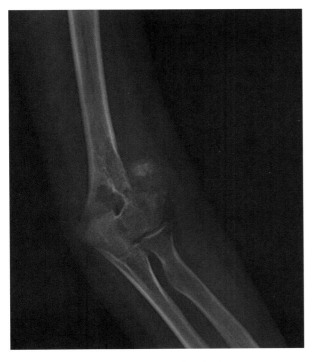

图 Ⅱ-10-1　左上臂正位片

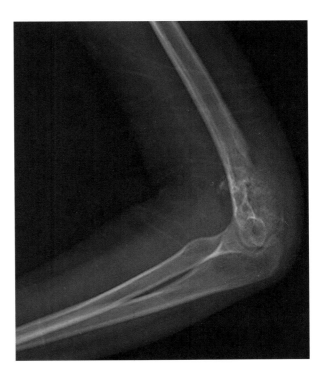

图 Ⅱ-10-2　左上臂侧位片

征象描述：左肱骨外侧髁混合性骨质破坏，皮质中断，伴有骨膜反应、软组织肿块，边界不清。

2）CT 影像表现：

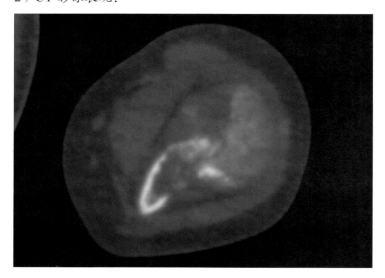

图Ⅱ-10-3　左肘关节 CT 平扫横断面骨窗

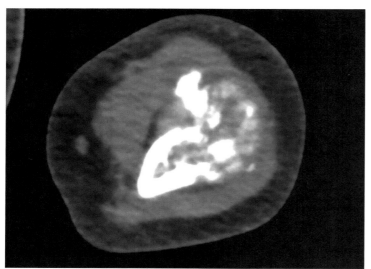

图Ⅱ-10-4　左肘关节 CT 平扫横断面软组织窗

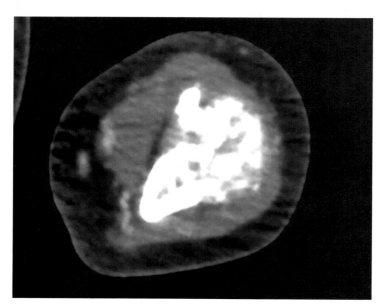

图Ⅱ-10-5　左肘关节 CT 增强后横断面
　　　　　　软组织窗

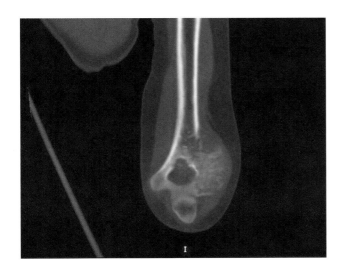

图Ⅱ-10-6　左肘关节 CT 平扫冠状面骨窗

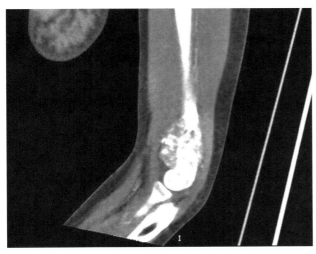

图Ⅱ-10-7　左肘关节 CT 增强后矢状面软组织窗

征象描述： 左肱骨外侧髁溶骨破坏，伴有软组织肿块，内有象牙质样高密度。增强后，肿块不均匀强化、局部强化明显。

3）MRI 影像表现：

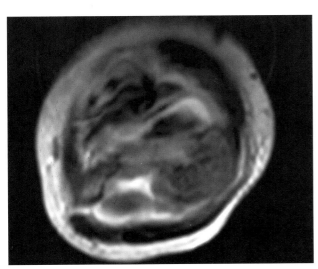

图Ⅱ-10-8　左肘关节 MRI 横断面 T_2WI

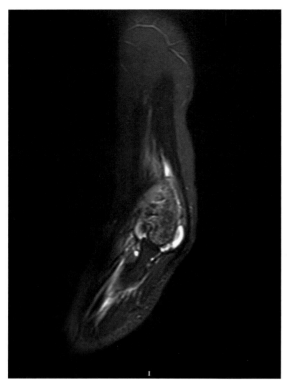

图 Ⅱ-10-9　左肘关节 MRI 矢状面脂肪抑制 T_2WI

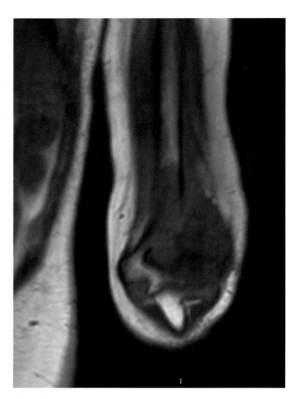

图 Ⅱ-10-10　左肘关节 MRI 冠状面 T_1WI

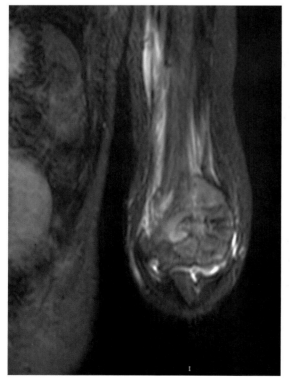

图 Ⅱ-10-11　左肘关节 MRI 冠状面脂肪抑制 T_2WI

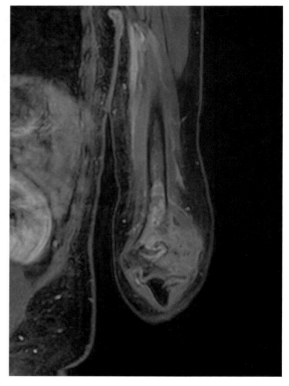

图 Ⅱ-10-12　左肘关节 MRI 增强后冠状面脂肪抑制 T_1WI

征象描述： 病灶呈 T_1WI、T_2WI 低信号为主的混杂信号，增强后，不均匀强化。

4 › 初级分析

患者为青少年。X线片示左肱骨外侧髁混合性骨质破坏，内有斑片状成骨，局部骨皮质中断，伴有软组织肿块，边界不清，肱骨外髁关节面完整，考虑为恶性肿瘤性病变。CT片示病变存在明显混合性骨质破坏、软组织肿块及象牙质样瘤骨，并有不连续的骨膜反应，增强后，病灶明显不均匀强化，是典型骨肉瘤的影像表现，但需要与尤文肉瘤相鉴别。MRI示病灶范围更大，并有关节腔积液。

5 › 程晓光教授点评

患者为青少年。X线片及CT片示左肱骨骨质破坏，定位于干骺端，伴有软组织肿块，其内瘤骨明显，边界模糊。结合患者年龄，考虑为骨肉瘤。需要与尤文肉瘤鉴别：尤文肉瘤不产生瘤骨，与本例不符。MRI可更好的显示病变范围。

最终诊断

骨肉瘤。

病例 11

1 **› 病 史**

门诊患者。

2 **› 体格检查**

无。

3 **› 影像检查**

1）X线影像表现：

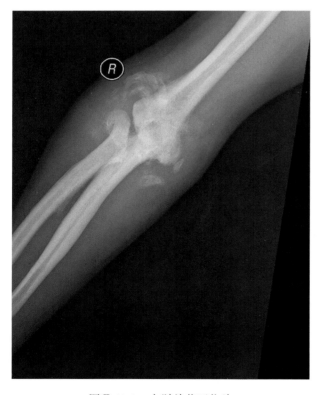
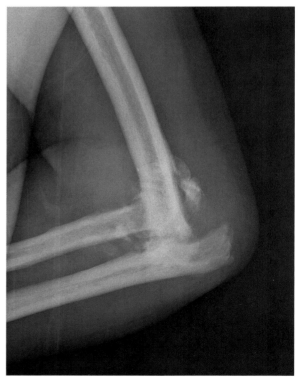

图Ⅱ-11-1　右肘关节正位片　　　　　　　　　　　图Ⅱ-11-2　右肘关节侧位片

征象描述： 右肘关节脱位，关节结构呈毁损状态，关节周围多发游离骨块。

2）CT 影像表现：

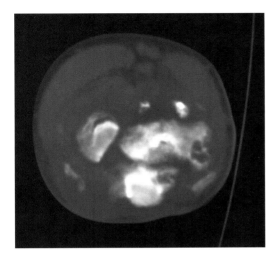

图Ⅱ-11-3　右肘关节 CT 平扫横断面骨窗

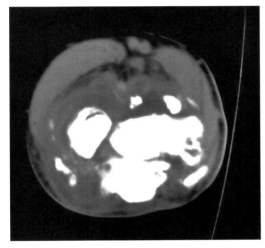

图Ⅱ-11-4　右肘关节 CT 平扫横断面软组织窗

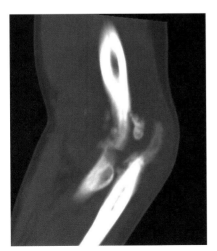
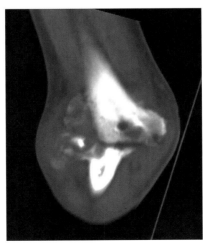
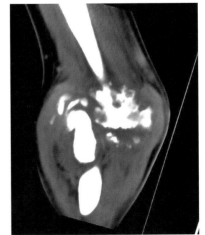

图Ⅱ-11-5　右肘关节 CT 平扫矢状面　　　图Ⅱ-11-6　右肘关节 CT 平扫冠状面　　　图Ⅱ-11-7　右肘关节 CT 平扫冠状面
　　　　　骨窗　　　　　　　　　　　　　　　　　骨窗　　　　　　　　　　　　　　　　软组织窗

征象描述：右肘关节脱位，诸骨骨质硬化，关节面磨损，关节囊肿胀，腔内积液并多发游离体。

3）MRI 影像表现（颈椎）：

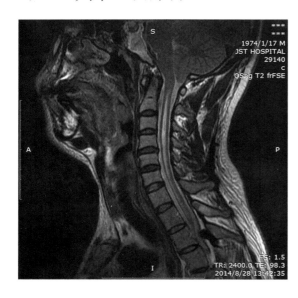

图Ⅱ-11-8　颈椎 MRI 冠状面 T_2WI

征象描述：小脑扁桃体下疝，颈髓节段性空洞表现。

4 › 初级分析

X 线片及 CT 片示右肘关节明显骨质破坏，关节脱位，关节面磨损严重，关节周围游离体形成，关节囊肿胀，其内不规则高密度影，为滑膜钙化表现，关节腔积液。结合患者颈椎 MRI 所显示的 Chiari 畸形、颈髓空洞，支持为夏科关节病。

5 › 程晓光教授点评

此为经典病例。右肘关节脱位、肿胀，肱骨远端明显刀切样改变。CT 片示右肘关节骨质破坏，关节结构紊乱，关节腔积液，属于典型的夏科关节病，需排查脊髓病变。成人最多见于糖尿病患者，儿童多见于先天性无痛症患儿。需与结核（多合并有骨质疏松）、滑膜骨软骨瘤病（无关节结构异常）相鉴别。

最终诊断

夏科（Charcot）关节病。

病例12

1 › **病　史**

患者女性，45岁。右肘部肿物13年，加重伴疼痛6个月。

2 › **体格检查**

右尺骨近端稍肿胀，局部包块边界不清、质硬、压痛。

3 › **影像检查**

1）X线影像表现：

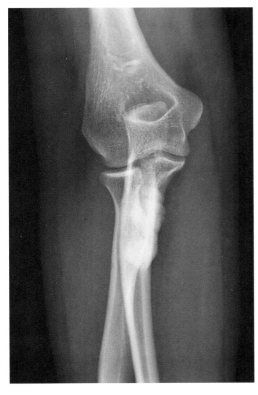

图Ⅱ-12-1　右肘关节正位片

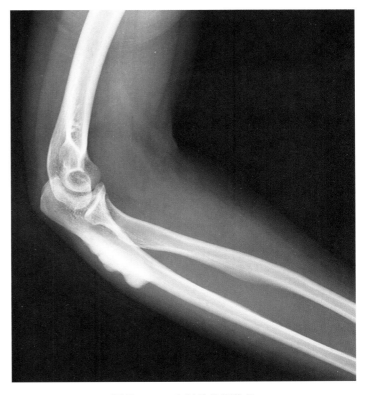

图Ⅱ-12-2　右肘关节侧位片

征象描述： 右侧尺骨近端局部骨皮质增厚，病变与髓腔不相通，骨质较致密。

2）CT 影像表现：

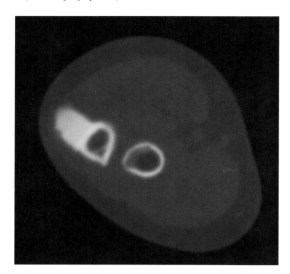

图 II-12-3　右肘关节 CT 平扫横断面骨窗

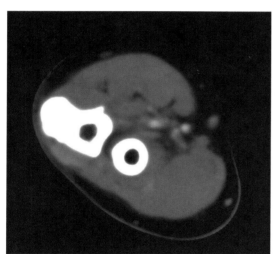

图 II-12-4　右肘关节 CT 增强后横断面软组织窗

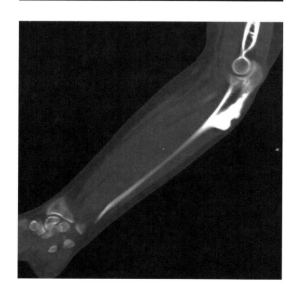

图 II-12-5　右肘关节 CT 平扫矢状面骨窗

征象描述： 右侧尺骨近端骨皮质明显增厚并向外突起，边界清晰，密度均匀，周围无软组织肿块。

4 › **初级分析**

　　患者为中年女性，病程长。右尺骨近端皮质局限性增厚，边缘光滑，轮廓清晰，无明显软组织肿块，倾向为偏良性的局限性骨膜反应增生性病变，骨瘤可能，需排查常发生于中年患者的皮质旁骨肉瘤。另外，起源于骨皮质的血管类肿瘤，亦可引起骨皮质反应性增厚。

5 › **程晓光教授点评**

　　右尺骨近端局限性致密影，仅累及了皮质，边界清晰，常见于蜡油样骨病，需要鉴别的疾病包括骨旁骨肉瘤、骨样骨瘤及血管源性病变等。此类患者不一定有病理结果，属于"NO TOUCH"病变，只需要随诊观察即可。

最终诊断

蜡油样骨病（病理结合影像，综合诊断）。

病例 13

1 › 病　史

患者男性，27 岁。门诊患者。

2 › 体格检查

无。

3 › 影像检查

1）X 线影像表现：

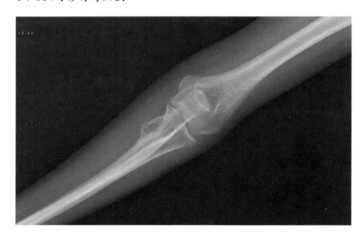

图Ⅱ-13-1　左肘关节正位片

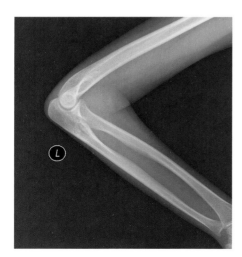

图Ⅱ-13-2　左肘关节侧位片

征象描述： 左尺骨近端偏心性、膨胀性骨质改变。

2）CT 影像表现：

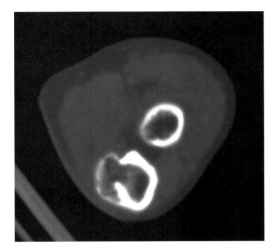

图Ⅱ-13-3　左肘关节 CT 平扫横断面骨窗

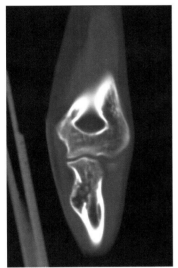

图Ⅱ-13-4　左肘关节 CT 平扫冠状面骨窗

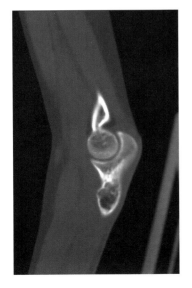

图Ⅱ-13-5　左肘关节 CT 平扫矢状面骨窗

征象描述：左尺骨近端偏心性、膨胀性骨质改变，内含有钙化灶。

4 **›** **初级分析**

X线片示左尺骨近端偏心性、膨胀性骨质破坏，周围有硬化边，考虑为良性病变。CT片示左尺骨近端病变与尺骨皮质相连、髓腔相通，其内含有散在点状高密度影，考虑为宽基底型骨软骨瘤或骨膜软骨瘤。

5 **›** **程晓光教授点评**

X线片示左尺骨近端偏心性、膨胀性骨质破坏，边缘硬化，肘关节间隙正常，考虑为良性病变。CT片示病灶周围有完整的骨膜反应，如果是骨软骨瘤软骨帽的钙化，应该是菜花状钙化，与之不符。病灶内并有脂肪密度、钙化灶，因此，需要考虑为血管瘤或者脂肪瘤。

最终诊断

无病理结果。

病例 14

1 > **病 史**

患者女性，63 岁。发现左肘关节包块 2 个月。切开活检后。

2 > **体格检查**

无。

3 > **影像检查**

1）X 线影像表现：

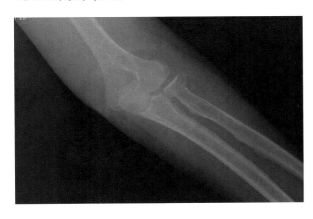

图Ⅱ-14-1　左肘关节正位片

征象描述： 左肘关节尺骨、肱骨内侧髁骨皮质毛糙，周围软组织略肿胀。

2）CT 影像表现：

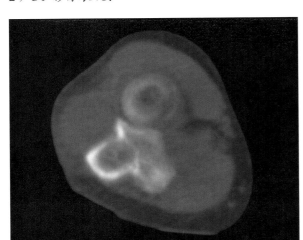

图Ⅱ-14-2　左肘关节 CT 平扫横断面骨窗

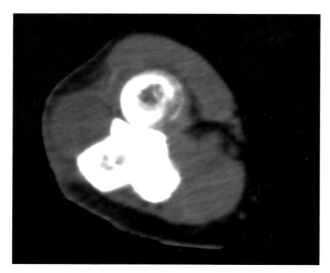

图Ⅱ-14-3　左肘关节 CT 平扫横断面软组织窗

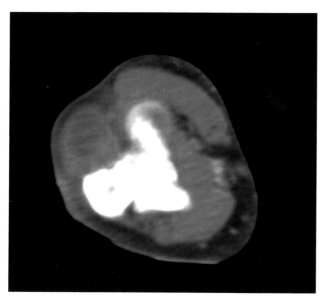

图Ⅱ-14-4　左肘关节 CT 增强后横断面软组织窗

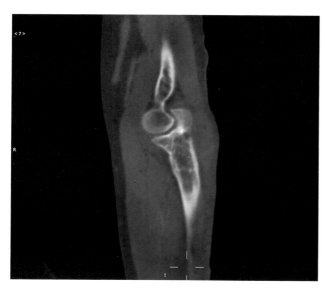

图Ⅱ-14-5　左肘关节 CT 平扫矢状面骨窗

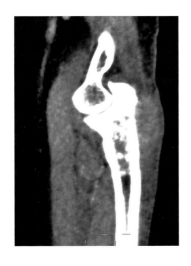

图 Ⅱ-14-6　左肘关节 CT 增强后矢状面软组织窗

征象描述：左肘关节后部软组织内梭形肿块，内部密度不均，与尺骨鹰嘴相接处骨破坏。对比剂增强后，肿块呈边缘强化。

4 > 初级分析

X 线片示左肘关节尺骨及肱骨内侧髁骨皮质毛糙，周围软组织轻度肿胀。CT 片示左肘关节后部梭形软组织肿块，密度不均，边界欠清；尺骨鹰嘴骨质缺损，为侵蚀性改变；增强扫描后，边缘明显强化。考虑该病灶为软组织病变，因病灶呈梭形、边缘强化，考虑为神经源性肿瘤。

5 > 程晓光教授点评

左尺骨鹰嘴骨质破坏，表现为髓腔密度增高，内有散在钙化灶，边缘硬化，周围伴有多发软组织肿块，强化不均匀，结合患者年龄，需要考虑为软骨肉瘤。介于此处为肌腱附近，需要除外肌腱相关性疾病，例如痛风等，但与该病灶表现不符。

最终诊断

软骨肉瘤。

病例 15

1 › **病　史**

患者女性，15 岁。右前臂疼痛 2 年，加重伴发现包块 1 年。

2 › **体格检查**

右前臂后侧深在包块，约 3cm×2cm，界清、质韧、光滑、活动度好、有压痛，可闻及血管杂音。

3 › **影像检查**

1）X 线影像表现：

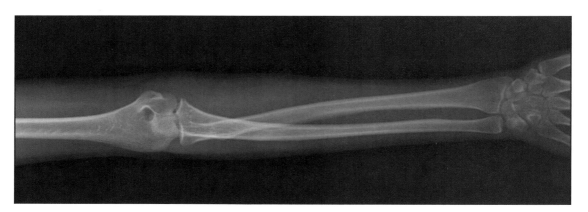

图 Ⅱ-15-1　右前臂正位片

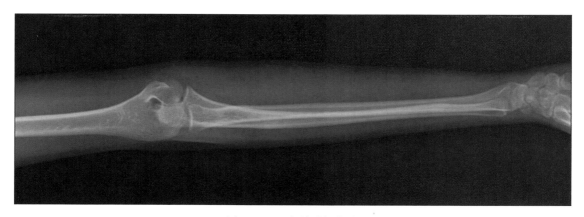

图 Ⅱ-15-2　右前臂侧位片

征象描述： 右肘关节骨质无明确异常，周围软组织无明确肿块。

2）MRI 影像表现：

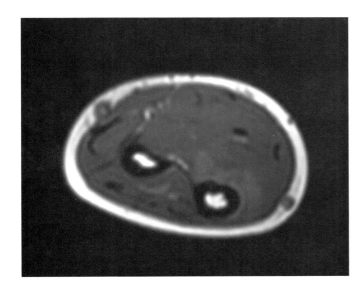

图 Ⅱ-15-3　右前臂 MRI 横断面 T₁WI

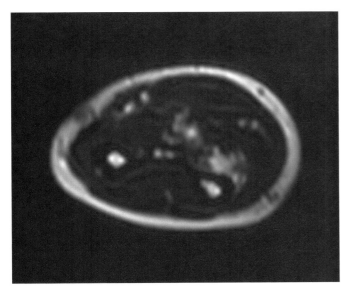

图 Ⅱ-15-4　右前臂 MRI 横断面 T₂WI

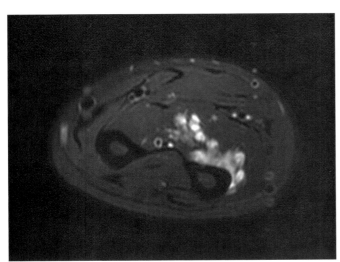

图 Ⅱ-15-5　右前臂 MRI 横断面脂肪抑制 T₂WI

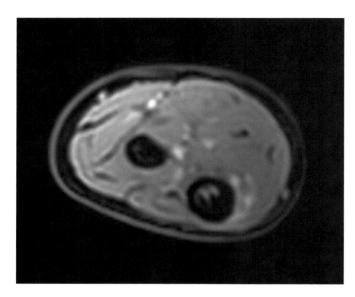

图 Ⅱ-15-6　右前臂 MRI 增强后横断面
脂肪抑制 T_1WI

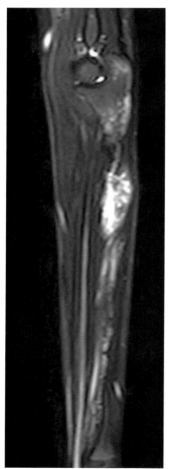

图 Ⅱ-15-7　右前臂 MRI
矢状面脂肪抑制 T_2WI

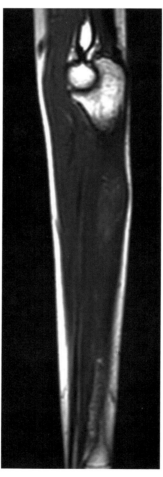

图 Ⅱ-15-8　右前臂 MRI
矢状面 T_1WI

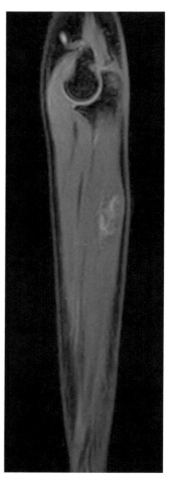

图 Ⅱ-15-9　右前臂 MRI
增强后矢状面脂肪抑制 T_1WI

征象描述： 右尺骨近端周围不规则形软组织肿块，呈 T_1WI 稍低、T_2WI 高信号，边界欠清，增强扫描图像显示为斑片状、条索状强化。

4 > **初级分析**

患者为青少年女性。X 线片示右肘关节无明确异常。MRI 示右尺骨近端周围软组织肿块，信号不均匀，边界欠清晰，增强扫描图像示片状、条索状明显强化；骨质无明确异常。考虑为血管瘤，需要与神经源性肿瘤鉴别。

5 > **程晓光教授点评**

右尺骨近端周围软组织肿块，形状不规则，边界不清。T_1WI 可见部分稍高信号，T_2WI 信号不均，T_2 压脂高信号，且肿块边界不明确；病灶邻近尺骨可见骨髓信号异常，考虑软组织刺激反应。总体考虑为血管瘤。需要和淋巴管瘤相鉴别，后者常可见皮肤增厚。

最终诊断

肌间血管瘤。

病例 16

1 › **病 史**

患者男性，39 岁。自出生后即发现左前臂粗大。1 年前，发现直径约 1cm 的肿物，伴疼痛，逐渐增大，曾于当地行手术切除，术后复发，逐渐增大至 7cm。5 天前，肿物表面破溃。

2 › **体格检查**

左前臂明显增粗，尺侧可见直径约 8cm 的肿物，表面破溃，有血性渗出。

3 › **影像检查**

1）X 线影像表现：

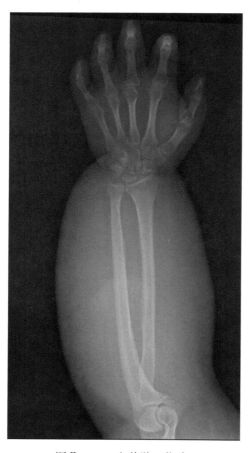

图 II-16-1　左前臂正位片

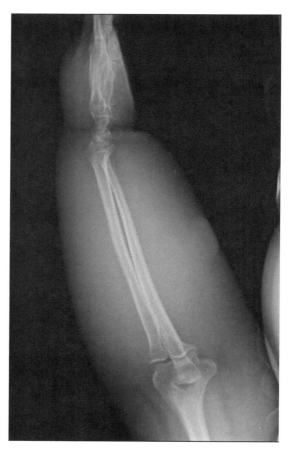

图 II-16-2　左前臂侧位片

征象描述：左前臂软组织肿胀，中段有软组织肿块影；尺桡骨骨质结构无明确异常。

2）CT 影像表现：

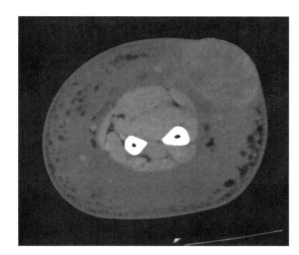

图Ⅱ-16-3　左尺桡骨 CT 平扫横断面软组织窗

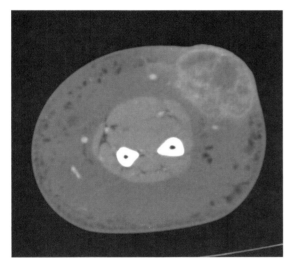

图Ⅱ-16-4　左尺桡骨 CT 增强后横断面软组织窗

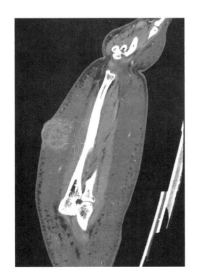

图Ⅱ-16-5　左尺桡骨 CT 增强后矢状面软组织窗

征象描述：左前臂软组织肿胀，中段水平皮下软组织肿块影，增强扫描呈不均匀强化、局部强化明显。尺桡骨骨质结构无明确异常。

3）MRI 影像表现：

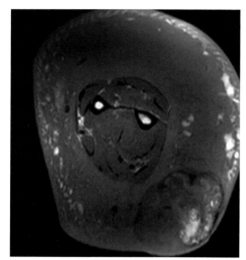

图Ⅱ-16-6　左尺桡骨 MRI 横断面 T₁WI

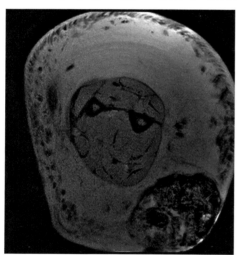

图Ⅱ-16-7　右尺桡骨 MRI 横断面 GRE

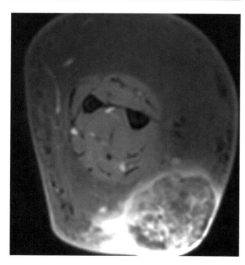

图Ⅱ-16-8　右尺桡骨 MRI 增强后横断面脂肪抑制 T₁WI

征象描述： 左前臂软组织肿胀，中段水平皮下软组织肿块影，呈 T_1、T_2 混杂信号，增强扫描呈不均匀强化。

4 〉 初级分析

　　X 线片示左前臂软组织肿胀，中段皮下有软组织肿块影，尺桡骨骨质结构无明显异常。CT 片示左前臂软组织肿胀，肌肉密度无明显异常，中段水平皮下存在软组织肿块影，平扫密度增高且不均匀，周缘分叶，边界不清，增强扫描呈明显不均匀强化，尺桡骨骨质结构无明确异常，倾向考虑为恶性肿瘤。MRI 示左前上臂软组织肿胀，肌肉信号可，中段水平皮下软组织肿块影，呈混杂 T_1、T_2 信号，病灶可见分叶，边界不清，增强扫描为不均匀强化，综合考虑为恶性病变，倾向为肉瘤。

5 〉 程晓光教授点评

　　本例患者肢体先天发育异常，主要表现为左前臂皮下水肿明显，而骨骼、肌肉并无明确异常，软组织肿块明显不均匀强化。病史提供有破溃，流液的表现，但是肿块本身并没有太多特点，综合考虑更倾向为软组织肉瘤，且肿块与其肢体的发育异常可能无明确相关。一般而言，巨肢症患肢的所有成分均会增大，本例与之不符合。

最终诊断

　　上皮样血管肉瘤。

病例 17

1 › 病 史

患者女性，14岁。2个月前从凳子上摔倒，磕在桌子上，后出现左肘局部疼痛，1个月前出现包块。

2 › 体格检查

左前臂近端包块，边界不清，质硬，压痛明显。

3 › 影像检查

1）X线影像表现：

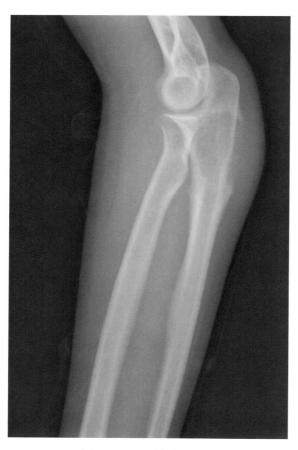

图Ⅱ-17-1　左前臂正位片

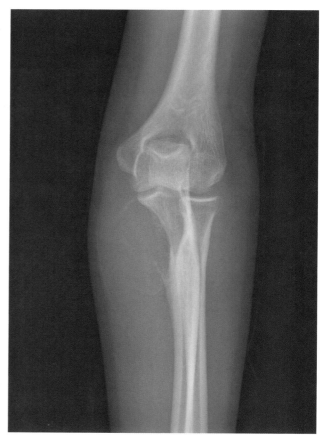

图Ⅱ-17-2　左前臂侧位片

征象描述： 左尺骨近端偏心性溶骨性骨质破坏，有骨包壳，周围软组织略肿胀。

2）CT 影像表现：

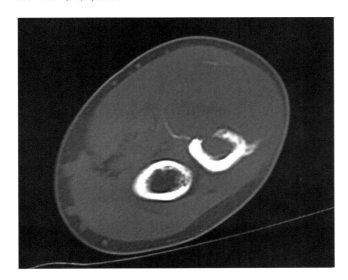

图Ⅱ-17-3　左前臂 CT 平扫横断面骨窗

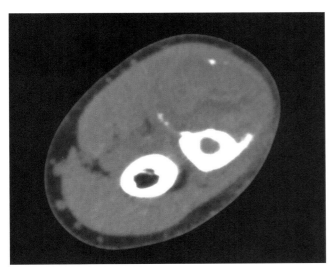

图Ⅱ-17-4　左前臂 CT 平扫横断面软组织窗

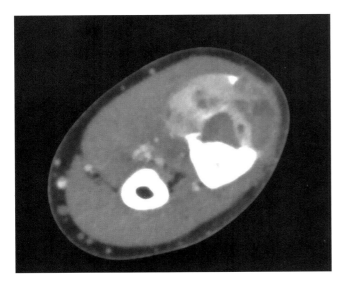

图Ⅱ-17-5　左前臂 CT 增强后横断面软组织窗

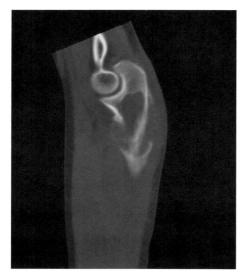

图Ⅱ-17-6　左前臂 CT 平扫矢状面骨窗

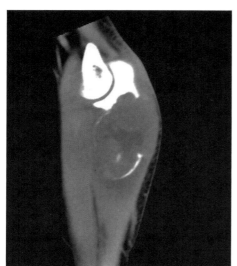

图Ⅱ-17-7　左前臂 CT 平扫矢状面软组织窗

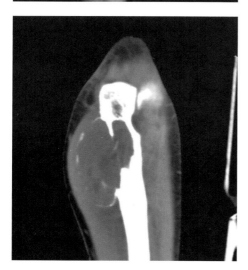

图Ⅱ-17-8　左前臂 CT 平扫冠状面软组织窗

征象描述： 左尺骨近端偏心性溶骨破坏，病灶明显膨胀性生长，内有分隔，周围软组织略肿胀，增强扫描图像显示病灶实性部分明显强化。

3）MRI 影像表现：

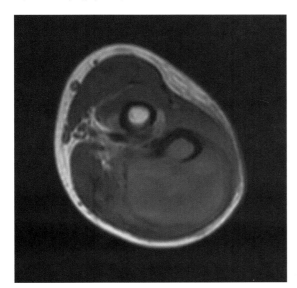

图 Ⅱ-17-9　左前臂 MRI 横断面 T₁WI

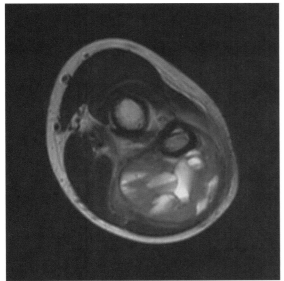

图 Ⅱ-17-10　左前臂 MRI 横断面 T₂WI

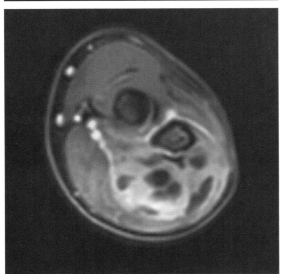

图 Ⅱ-17-11　左前臂 MRI 增强后横断面脂肪抑制 T₁WI

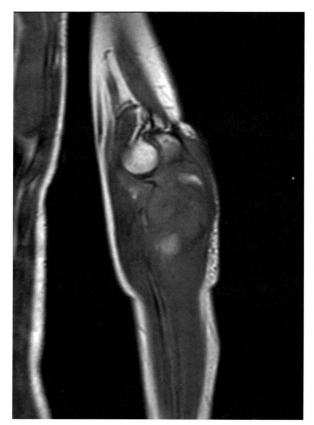
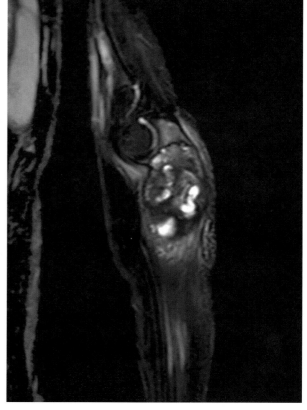

图Ⅱ-17-12　左前臂 MRI 矢状面 T₁WI　　　　　图Ⅱ-17-13　左前臂 MRI 矢状面脂肪抑制 T₂WI

征象描述： 左尺骨近端偏心性溶骨破坏，T_1、T_2 信号不均匀，内有分隔、液－液平面，增强扫描图像显示病灶实性部分强化。

4 ＞ 初级分析

患者为青少年。X 线片示尺骨近端偏心性溶骨性骨质破坏，有骨包壳，无明显骨膜反应，周围软组织略肿胀。CT 片及 MRI 示尺骨近端偏心性溶骨破坏，密度／信号不均匀，内有分隔、多发液－液平面，外缘有骨包壳，无明显骨膜反应，周围软组织略肿胀，增强扫描图像显示病灶实性部分明显强化。综合考虑为偏良性病变，倾向为骨巨细胞瘤合并动脉瘤样骨囊肿（ABC）可能，鉴别诊断为毛细血管扩张型骨肉瘤，后者的影像特点为液－液平面大小不均、密集分布，与该例不太相符。

5 ＞ 程晓光教授点评

患者为青少年。左尺骨近端偏心性溶骨破坏，内有分隔、伴液－液平面，病灶的实性部分明显强化，综合考虑为骨病变合并 ABC，但病变性质待定。由于患者年龄偏小，需警惕为恶性病变的可能。部分医师考虑为骨巨细胞瘤合并 ABC，但在此例中，除强化方式支持骨巨细胞瘤外，存在多种不支持骨巨细胞瘤的征象，例如：病灶并非位于骨端位置、患者年龄偏小、病灶位于皮质等。另外，毛细血管扩张型骨肉瘤的影像特点为液－液平面大小不均、密集分布，本例与之不符，所以基本可以排除此诊断。

最终诊断

实性动脉瘤样骨囊肿。

病例 18

1 **病 史**

女性，9 岁，左肘关节疼痛，关节活动受限，发现骨病变 1 年。

2 **体格检查**

左肘关节肿胀，活动受限。

3 **影像检查**

1）X 线影像表现：

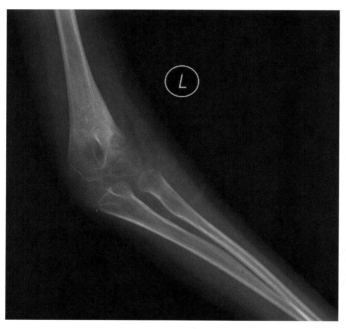 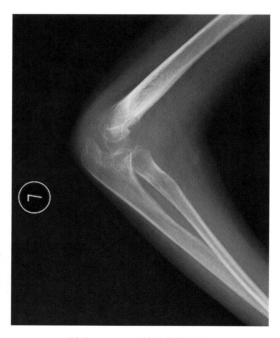

图Ⅱ-18-1　左肘关节正位片　　　　　　　　图Ⅱ-18-2　左肘关节侧位片

征象描述： 左肱骨外上髁骨质破坏，边缘硬化，邻近骨皮质见骨膜反应，肘关节肿胀。

2）CT 影像表现：

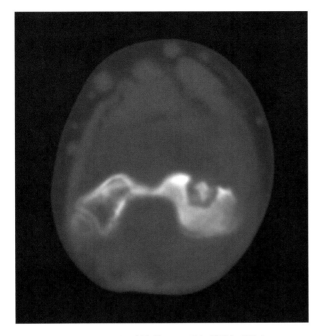

图 Ⅱ-18-3　左肘关节 CT 平扫横断面骨窗

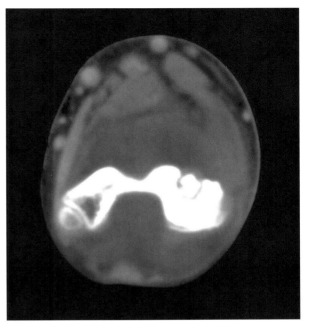

图 Ⅱ-18-4　左肘关节 CT 平扫横断面软组织窗

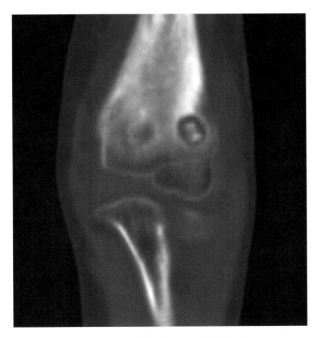

图 Ⅱ-18-5　左肘关节 CT 平扫冠面骨窗

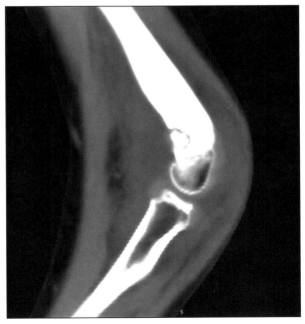

图 Ⅱ-18-6　左肘关节 CT 平扫矢状面软组织窗

征象描述： 左肱骨外上髁溶骨性骨破坏，其内见高密度影，边缘清晰，邻近骨组织硬化伴骨膜反应，肘关节积液肿胀。

3）MRI 影像表现：

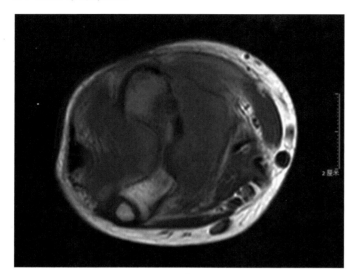

图 II-18-7　左肘关节 MRI 横断面 T_1WI

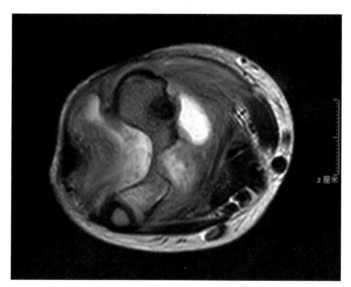

图 II-18-8　左肘关节 MRI 横断面 T_2WI

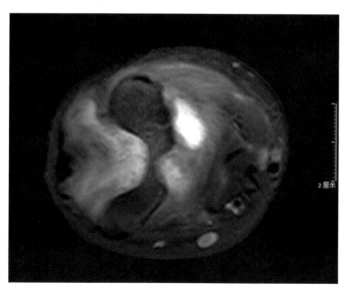

图 II-18-9　左肘关节 MRI 横断面脂肪抑制 T_2WI

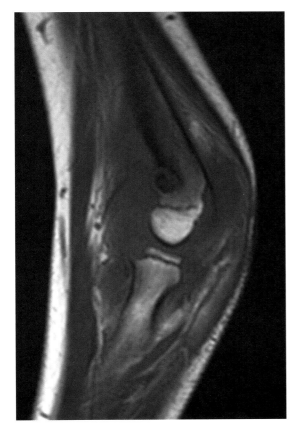

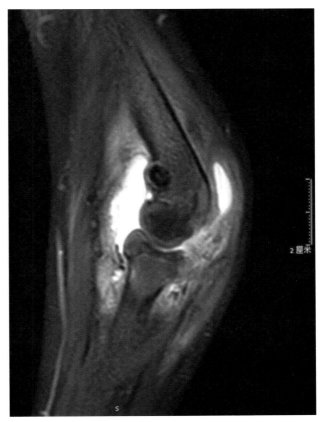

图 II-18-10　左肘关节 MRI 矢状面 T_1WI　　　　图 II-18-11　左肘关节 MRI 矢状面脂肪抑制 T_2WI

征象描述： 左肱骨外上髁见 T_1、T_2 低信号病灶，肱骨远端骨髓水肿，肘关节内大量液性信号。

4 ▸ 初级分析

　　患者为 9 岁女性，病史 1 年。X 线片及 CT 片示病变位于肱骨外上髁，呈类圆形溶骨区，其内见高密度影，病灶膨胀性不明显，周围增生硬化伴骨膜反应。关节积液肿胀明显，关节内散在点状游离体，关节内滑膜增生，为刺激性反应。可以考虑部分炎性病变如骨样骨瘤、Brodie's 骨脓肿、嗜酸性肉芽肿等。MRI 示病灶于 T_1/T_2 序列图像均为低信号，否定为脓肿或肉芽肿病变，另外，此部位若为脓肿，则会破出骨包壳。综合考虑为骨样骨瘤。

5 ▸ 程晓光教授点评

　　患者为儿童。病灶在肱骨外上髁，边界清晰，病灶周围临近骨质反应性增生，关节肿胀明显，骨骺光整，关节间隙并未明显狭窄，可以排除感染；同时，结核的邻近骨反应不会如此明显，亦可除外结核。脓肿或嗜酸肉芽肿的 T_2 信号较高，而本例病灶 T_1，T_2 均为低信号，与之不符。本例为较明确的骨样骨瘤。骨样骨瘤病灶会产生白细胞介素等炎性介质，导致周围明显炎性反应。

最终诊断

骨样骨瘤。

病例 19

1 **› 病 史**

患者男性，60岁。4年前无意中发现左上臂包块，约鸡蛋大小，不伴疼痛。近1年来，包块逐渐增大。

2 **› 体格检查**

左上臂中段内侧触及约 26cm×15cm×10cm 包块。

3 **› 影像检查**

1）X线影像表现：

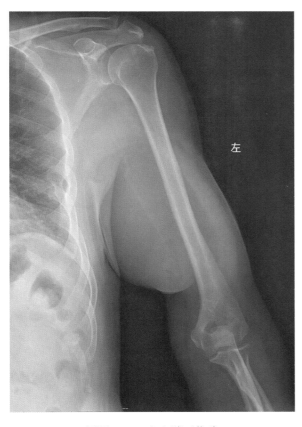

图Ⅱ-19-1　左上臂正位片

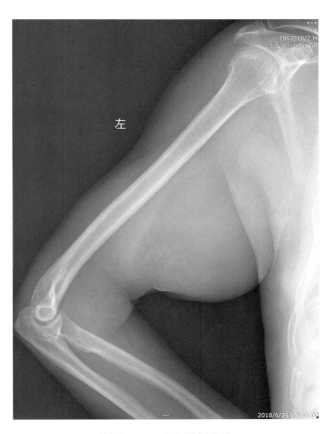

图Ⅱ-19-2　左上臂侧位片

征象描述：左上臂内侧巨大低密度软组织团块，边界清楚，邻近骨质无明确异常。

2）CT 影像表现：

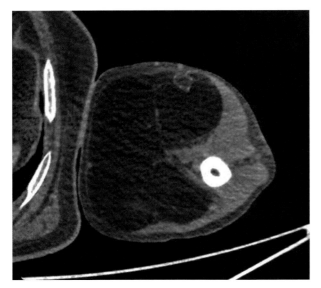

图Ⅱ-19-3　左肱骨 CT 平扫横断面软组织窗

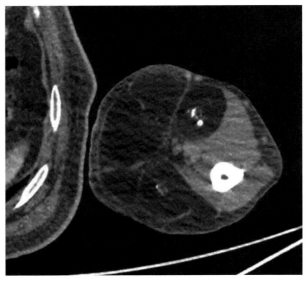

图Ⅱ-19-4　左上臂 CT 平扫横断面软组织窗

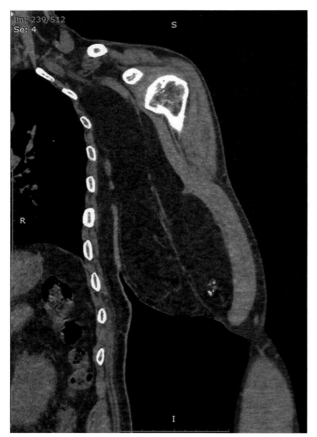

图Ⅱ-19-5　左上臂 CT 平扫冠状面软组织窗

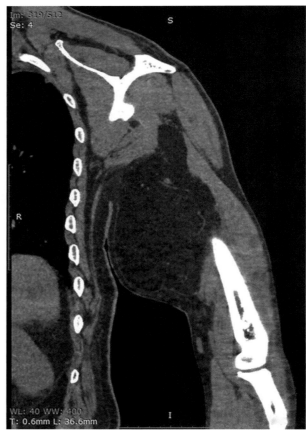

图Ⅱ-19-6　左上臂 CT 增强后冠状面软组织窗

征象描述：左上臂内侧巨大肿块，主体为脂肪密度，含有分隔及少量钙化灶，边界清楚。增强扫描后，分隔强化。

4 › **初级分析**

　　患者为老年男性。X 线片示左上臂内侧巨大低密度软组织团块，边界清楚，其内密度不均匀，存在分隔，考虑为恶性病变。CT 片示肿块边界清楚，呈脂肪密度，内含分隔及少量钙化灶，增强扫描后，分隔强化，脂肪密度区无强化，内见走行血管。左肱骨骨质无明确异常。考虑为脂肪瘤，但由于近一年来病变增长速度快，因此不除外脂肪肉瘤的可能。

5 › **程晓光教授点评**

　　左上臂内侧脂肪密度团块，内有少量分隔，无明确软组织密度肿块或结节，增强扫描图像仅显示分隔有强化，且病灶边界清楚，诊断为脂肪瘤。需要注意，观察此类病变，一定要全面、仔细地去寻找有无增厚的软组织密度，如果存在软组织增厚，则要考虑脂肪肉瘤的可能。

最终诊断

　　脂肪瘤。

病例 20

1 > **病 史**

患者女性，37 岁。右肘内侧疼痛不适伴活动受限 5 年，加重 6 个月。穿刺活检后。

2 > **体格检查**

右肘关节内侧扪及包块，约 3cm×3cm×2cm，边界不清，质韧，光滑，活动度差，有压痛。

3 > **影像检查**

1）X 线影像表现：

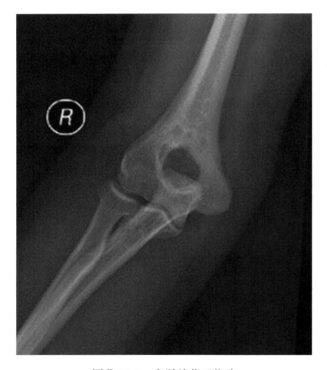

图Ⅱ-20-1　右肘关节正位片

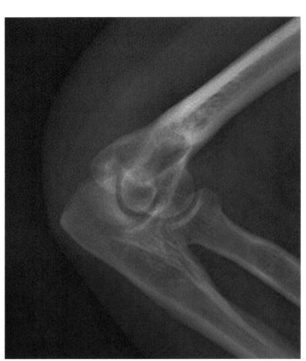

图Ⅱ-20-2　右肘关节侧位片

征象描述：右侧肱骨鹰嘴窝扩大。

2）CT 影像表现：

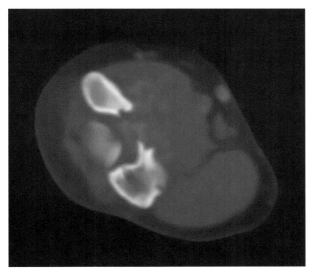

图Ⅱ-20-3　右肘关节 CT 平扫横断面骨窗

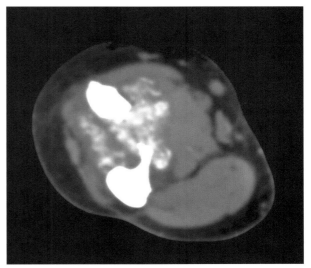

图Ⅱ-20-4　右肘关节 CT 平扫横断面软组织窗

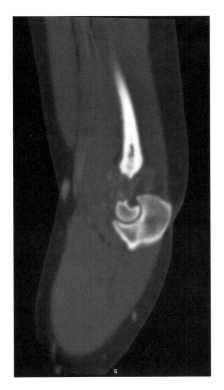

图Ⅱ-20-5　右肘关节 CT 平扫矢状面骨窗

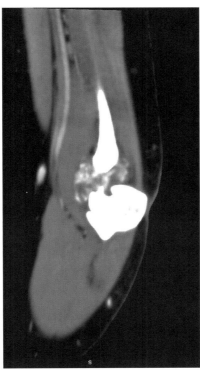

图Ⅱ-20-6　右肘关节 CT 增强后矢状面软组织窗

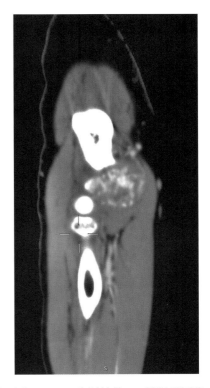

图Ⅱ-20-7　右肘关节 CT 增强后冠状面软组织窗

征象描述： 右侧肘关节内结节状、分叶状钙化灶，边界清楚，增强扫描图像未显示明确强化。肱骨远端受压性骨吸收。

4 › 初级分析

患者为年青女性，病史长。X线片示右侧肱骨鹰嘴窝扩大，局部骨吸收且边缘硬化，无明显软组织肿块。CT片示肘关节内少量积液，内有结节状、分叶状高密度影，增强后，无明确强化。考虑为关节内良性病变，首先考虑为滑膜骨软骨瘤病。鉴别诊断可包括色素沉着绒毛结节性滑膜炎（PVNS）、滑膜血管瘤、肱骨髁间肿瘤等。

5 › 程晓光教授点评

患者为年轻女性，病史较长。X线片示右侧肱骨鹰嘴窝骨质破坏，边界清楚，伴有边缘硬化。CT片示关节前后均有不规则形结节状、分叶状钙化，增强后，无明确强化。若考虑为关节内病变，则首先应考虑为滑膜骨软骨瘤病。但是矢状位重组图显示右肱骨远端骨质中断，周围软组织肿块局限，因此更倾向为骨性病变，考虑为右肱骨远端骨母细胞瘤或骨样骨瘤等。同时，亦需与痛风性关节炎相鉴别，只是痛风很少发生于绝经前女性。

最终诊断

滑膜骨软骨瘤病。

病例 21

1 › **病 史**

患者男性，25 岁。反复右肘肿痛 5 年。

2 › **体格检查**

局部皮温较高，无压痛，有叩痛。

3 › **影像检查**

1）X 线影像表现：

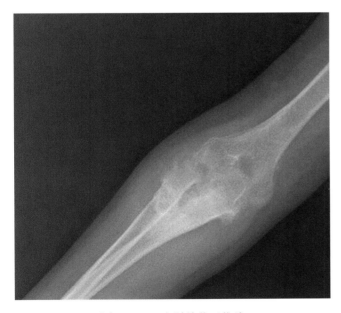 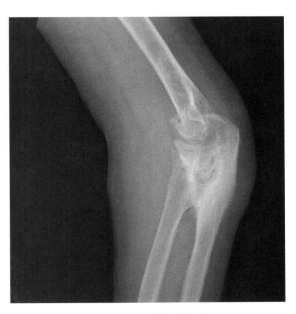

图Ⅱ-21-1 右肘关节正位片   图Ⅱ-21-2 右肘关节侧位片

征象描述： 右侧尺骨近段增生硬化，内有片状低密度区，肘关节肿胀。

2）CT 影像表现：

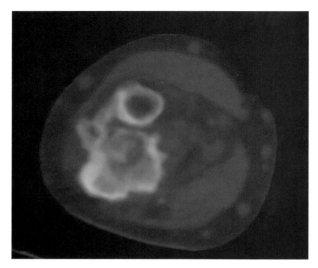 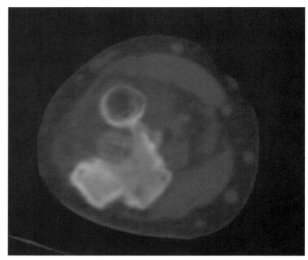

图Ⅱ-21-3　右肘关节 CT 平扫横断面骨窗　　　　图Ⅱ-21-4　右肘关节 CT 平扫横断面骨窗

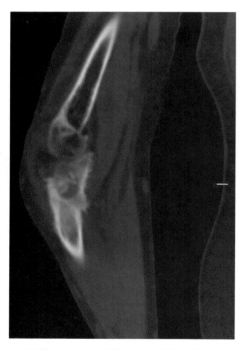 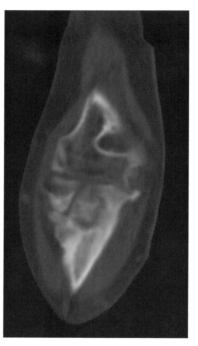 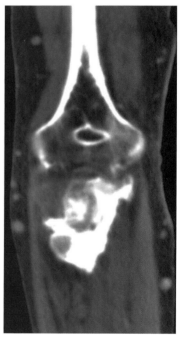

图Ⅱ-21-5　右肘关节 CT 平扫矢状面　　　图Ⅱ-21-6　右肘关节 CT 平扫　　　图Ⅱ-21-7　右肘关节 CT 增强后
　　　　　　骨窗　　　　　　　　　　　　　　冠状面骨窗　　　　　　　　　　冠状面软组织窗

征象描述： 右侧尺骨鹰嘴内低密度病灶，中央存在不规则形高密度影，病灶周围骨质明显增生硬化，软组织肿胀。增强扫描后，周围软组织不均匀轻度强化。

4 › 初级分析

患者为 25 岁男性，病史 5 年。X 线片示尺骨近段变形，伴有增生硬化，内有片状骨质密度减低区，边界清楚，低密度区内含有高密度影，考虑为成骨性病变，例如：骨母细胞瘤或骨样骨瘤等。 CT 片示右侧尺骨鹰嘴内低密度病灶，边界清楚，病灶中央有不规则形高密度影，病灶周围骨质明显增生硬化、周围软组织肿胀，但无明确软组织肿块，增强扫描图像显示周围软组织呈不均匀轻度强化。考虑为骨母细胞瘤，不除外慢性感染。

5 › 程晓光教授点评

患者为年轻男性，病史 5 年。X 线片及 CT 片示右侧尺骨鹰嘴内有低密度病灶，边界清楚，病灶内含有不规则形高密度影，构成瘤巢结构，周围骨质明显增生硬化，周围软组织水肿，考虑为骨母细胞瘤。因为低密度区内所含高密度过多，不似死骨，因此不考虑为慢性感染。

最终诊断

侵袭性骨母细胞瘤。

病例 22

1 › **病　史**

患者男性，13 岁。6 个月前，右肘撞伤后疼痛、肿胀；4 个月前，行右肱骨远端动脉瘤样骨囊肿刮除术；1 个月前，右肘部再次出现肿胀不适。

2 › **体格检查**

右肘部肿胀，活动稍受限。

3 › **影像检查**

1）X 线影像表现：

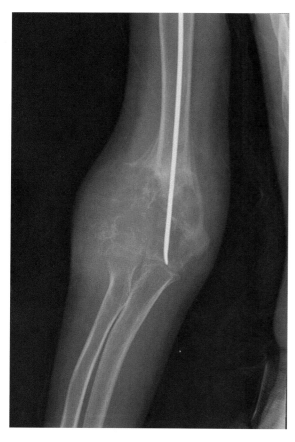
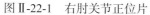

图 Ⅱ-22-1　右肘关节正位片

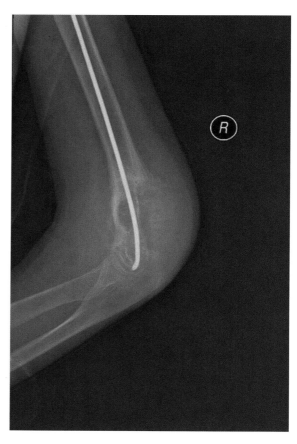

图 Ⅱ-22-2　右肘关节侧位片

征象描述：右侧肱骨术后改变，肱骨远端膨胀性骨质破坏，伴有骨膜反应，周围软组织肿胀。

2）CT 影像表现：

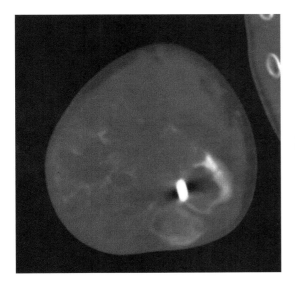

图Ⅱ-22-3　右肘关节 CT 平扫横断面骨窗

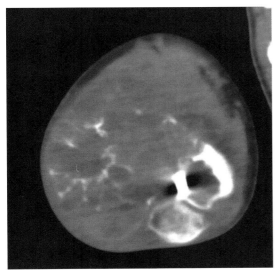

图Ⅱ-22-4　右肘关节 CT 平扫横断面软组织窗

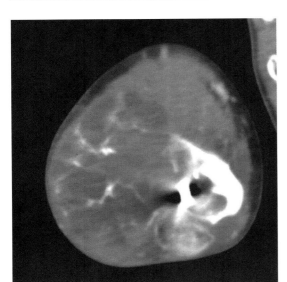

图Ⅱ-22-5　右肘关节 CT 增强后横断面软组织窗

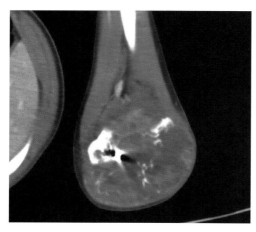
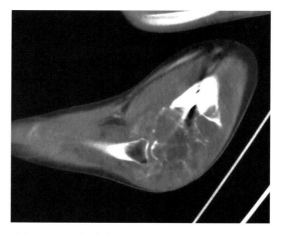

图Ⅱ-22-6　右肘关节 CT 增强后冠状面软组织窗　　图Ⅱ-22-7　右肘关节 CT 增强后矢状面软组织窗

征象描述：右侧肱骨术后改变，肱骨远端膨胀性骨质破坏，内有残存骨嵴。增强扫描图像显示病变明显不均匀强化。

④ > 初级分析

患者为 13 岁男孩，右肱骨远端动脉瘤样骨囊肿术后。X 线片示右侧肱骨术后改变，诸骨骨质疏松，肱骨远端明显膨胀性骨质破坏，远端达关节面下，边界欠清，局部边缘增生、硬化，伴有明显骨膜反应，骨膜新生骨可见破坏，周围软组织肿胀。CT 片示病灶内残存有骨嵴，增强扫描图像显示病变内部明显不均匀强化，含有少量小的液-液平面。结合病史，考虑为动脉瘤样骨囊肿复发，不除外毛细血管扩张型骨肉瘤。

⑤ > 程晓光教授点评

患者为 13 岁男孩，右侧肱骨术后。肱骨远端骨质破坏，膨胀性明显，内有残存骨嵴，局部边缘略硬化，伴有明显骨膜反应，未破坏关节面。增强扫描后，病灶为不均匀强化，实性区域强化明显。结合年龄、病史及影像学表现，首先考虑为毛细血管扩张型骨肉瘤。

最终诊断

骨巨细胞瘤合并动脉瘤样骨囊肿（注：此病例需长期随访）。

病例 23

1 › 病　史

18 年前，左足第 1 跖趾关节肿痛，之后反复发作。除此外，全身多发关节肿胀，疼痛。

2 › 体格检查

双足、双踝、双手、双肘部等关节多发软组织团块，部分关节变形。

3 › 影像检查

X 线影像表现：

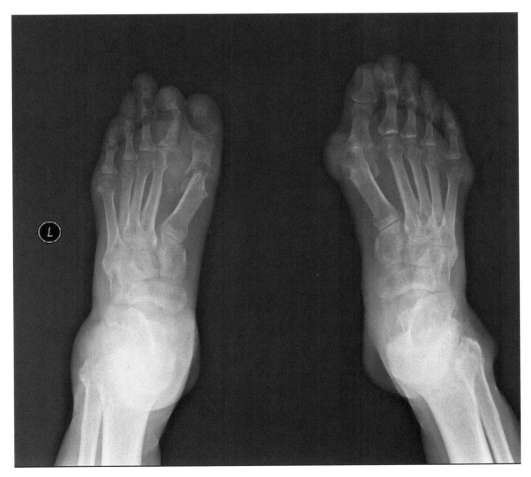

图Ⅱ-23-1　双足正位片

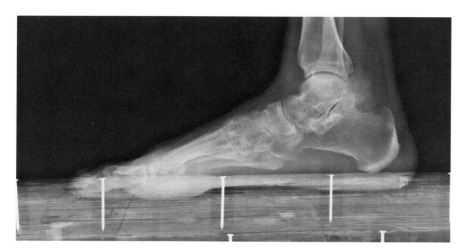

图Ⅱ-23-2　右足侧位片

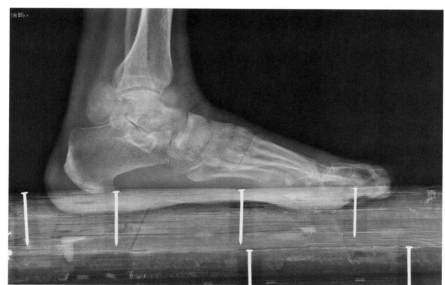

图Ⅱ-23-3　左足侧位片

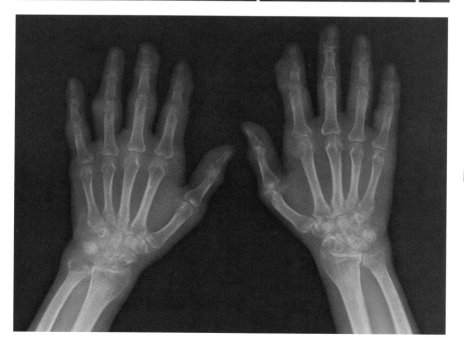

图Ⅱ-23-4　双手正位片

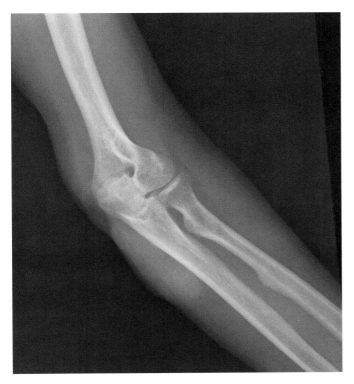

图Ⅱ-23-5　左肘关节正位片

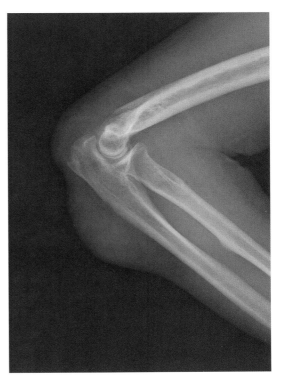

图Ⅱ-23-6　左肘关节侧位片

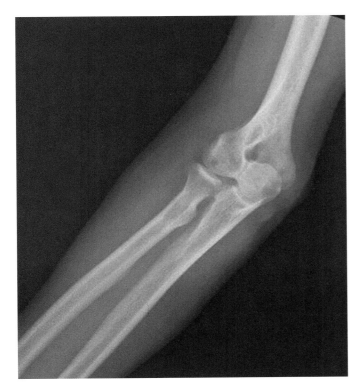

图Ⅱ-23-7　右肘关节正位片

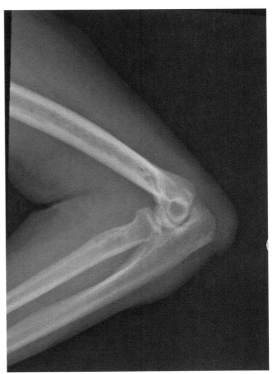

图Ⅱ-23-8　右肘关节侧位片

征象描述：双足、双踝、双手、双肘等关节多发软组织团块，密度较高，部分关节骨端骨质破坏伴关节脱位／半脱位，关节间隙无明显变化。

4 > **初级分析**

患者为男性。双足、双踝、双手、双肘多关节及周围病变，为稍高密度结节影，部分伴有穿凿样骨质破坏，周围软组织增厚。骨质疏松、关节间隙狭窄不明显。考虑为痛风。

5 > **程晓光教授点评**

患者双足、双踝、双手、双肘多关节及周围病变，关节间隙狭窄不明显，且症状呈间歇性发作，均支持痛风诊断。痛风为尿酸盐沉积于关节囊、韧带等部位导致的异物反应，故而可见高密度痛风石。不同于钙化，痛风石的影像多较模糊。

最终诊断

痛风。

病例 24

1 **› 病 史**

患者女性，58岁。无意中发现左肘前侧肿物1个月余。

2 **› 体格检查**

左肘前侧正中可及一深在包块，界清、质韧、光滑、活动度好，有压痛。

3 **› 影像检查**

1）X线影像表现：

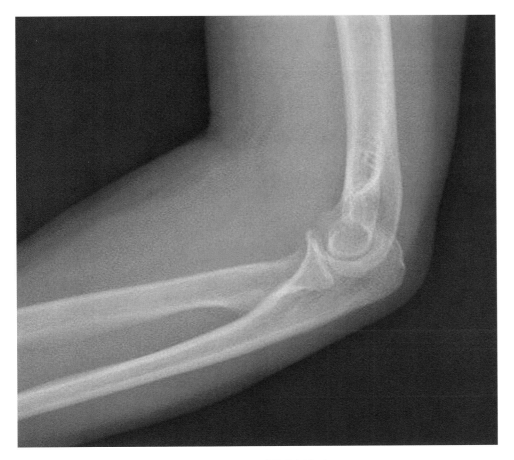

图Ⅱ-24-1 左肘关节侧位片

征象描述：左尺骨近端似有骨质受压吸收改变，关节间隙无异常，周围软组织内无明确肿块。

2）CT 影像表现：

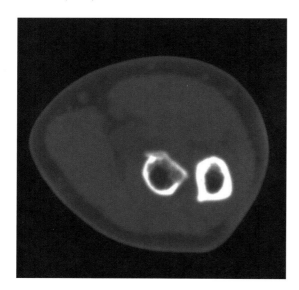

图Ⅱ-24-2　左肘关节 CT 平扫横断面骨窗

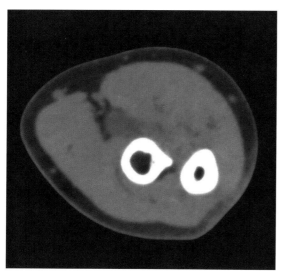

图Ⅱ-24-3　左肘关节 CT 平扫横断面软组织窗

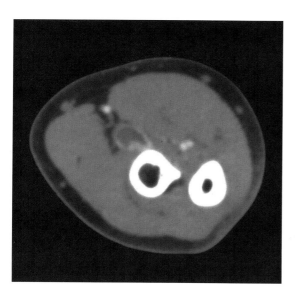

图Ⅱ-24-4　左肘关节 CT 增强后横断面软组织窗

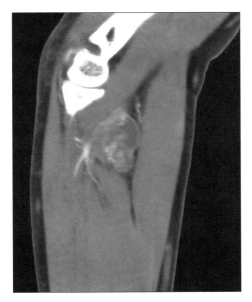
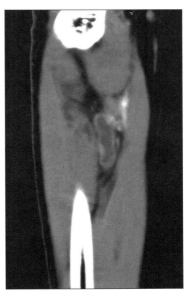

图Ⅱ-24-5　左肘关节CT增强后矢状面软组织窗　　图Ⅱ-24-6　左肘关节CT增强后冠状面软组织窗

征象描述： 左前臂近端肌肉间隙内低密度团块影，边界清楚，增强扫描图像显示为边缘环状强化。

4 › 初级分析

X线片示左尺骨近端似有受压改变，余无明确异常。CT片示左前臂近端肌肉间隙－神经血管走行区存在软组织肿块，密度不均匀，边界清晰，增强扫描图像示环状强化，其内的低密度区无强化。考虑为良性病变，神经鞘瘤可能性大。

5 › 程晓光教授点评

左前臂近端肌肉间隙－神经血管走行区低密度软组织团块，边界清晰，CT增强扫描图像显示为边缘环状强化，内部无强化。倾向考虑为良性病变。该部位最常见的是神经源性肿瘤，但是，此病灶内部密度过低，与神经源性肿瘤不符。

最终诊断

滑膜囊肿。

病例 25

1 › 病 史

患者男性，59 岁。全身多发关节周围软组织结节 20 余年。

2 › 体格检查

双足、右肘、双手等关节周围软组织内多发结节，质硬；双足肿胀。

3 › 影像检查

1）X 线影像表现：

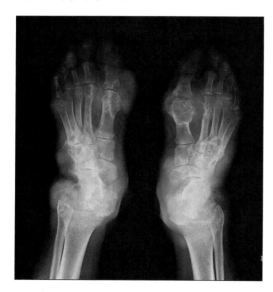

图Ⅱ-25-1　双足正位片

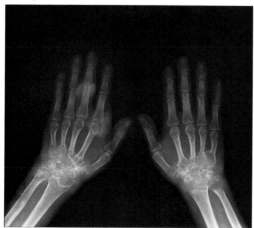

图Ⅱ-25-2　双手正位片

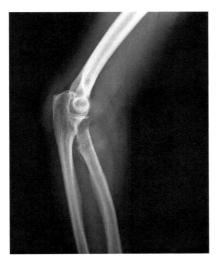
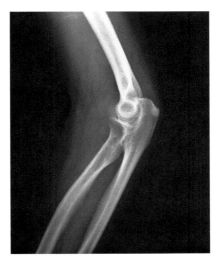

图Ⅱ-25-4　右肘关节侧位片　　　　　图Ⅱ-25-3　左肘关节侧位片

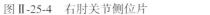

征象描述：双足、双肘、双手、双腕部等关节周围软组织内多发高密度团块影，部分关节面周缘破坏。

2）CT影像表现：

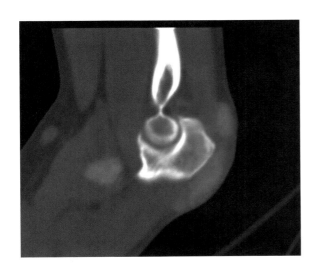

图Ⅱ-25-5　右肘关节CT平扫矢状面骨窗

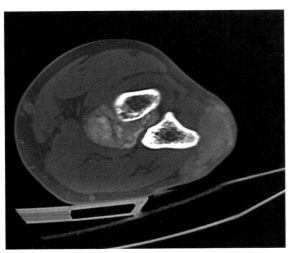

图Ⅱ-25-6　右肘关节CT平扫横断面骨窗

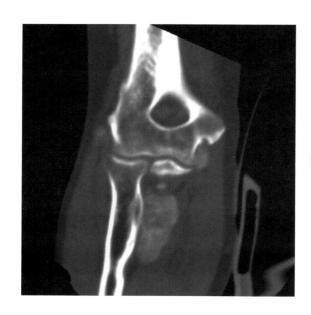

图 II-25-7　右肘关节 CT 平扫冠状面骨窗

征象描述：右侧肘关节肌腱附着处、滑囊多发高密度团块影，边界清楚，局部骨质侵蚀，边缘硬化。

4 ＞ **初级分析**

双足、双肘、双手、双腕部软组织内多发高密度团块，部分关节受侵犯、关节面周缘破坏。CT 片显示肘关节肌腱附着处多发高密度团块，边界清楚，局部骨质侵蚀，边缘硬化。考虑为痛风。

5 ＞ **程晓光教授点评**

双侧多发关节病变，以关节周围软组织内多发高密度团块为主，密度高，边界清楚。不伴有明显的关节间隙狭窄或骨质疏松，无关节畸形。CT 片示高密度软组织团块位于肌腱附着处。均符合为典型的痛风表现。虽然，关节周围软组织内多发高密度团块影亦可见于肿瘤样钙质沉着患者，但与痛风石表现不同。

最终诊断

痛风。

索引

病名	肩关节周围	肘关节周围
无明确结果		病例 13
夏科氏（Charcot）关节病 - 关节		病例 11
纤维结构不良		病例 8
血管瘤 - 软组织	病例 5	病例 15
血管脂肪瘤 - 软组织		病例 9
硬纤维瘤 - 软组织	病例 6、病例 7	
尤文肉瘤	病例 18	病例 1
脂肪瘤 - 软组织		病例 19
转移癌 - 肝癌	病例 12	
转移癌 - 肾癌	病例 13	